生活彩书堂

吃对食物降血压

CHIDUI SHIWU
JIANG XUEYA

《生活彩书堂》编委会◎编著

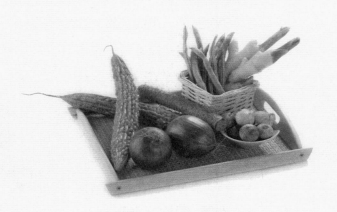

中国纺织出版社

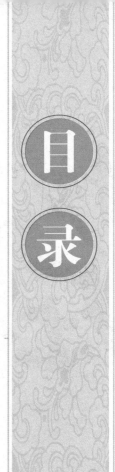

目录

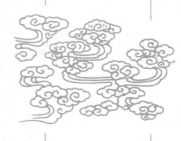

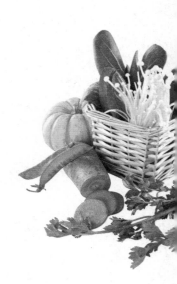

第三章 特效降压营养素，血压平稳好状态

第四章 挑对食物放心吃，美味降压身体好

第 五 章　市售降压保健品，吃对才能出效果

第 六 章　经典降压法——药疗、酒疗、茶疗

与高血压相关的七个问题

Q1 你的身体健康处在什么水平上？

通过下面的健康自测表格进行测试，测试结果可以显示你的健康处在哪个水平上。

健康状态自测表		
症　状	◎时常怀疑自己存在健康问题。 ◎夜晚常常很难入睡。 ◎夜间经常做梦。 ◎遇到外界刺激会很敏感。 ◎很少或者几乎不放声大笑。 ◎别人跟你开玩笑时，会很介意。 ◎平时很少进行身体检查。 ◎经常吸烟。 ◎经常饮酒。 ◎几乎都不吃早餐。 ◎只偏爱吃某一种食物。	◎经常便秘。 ◎每年时不时地会感冒。 ◎皮肤容易感染。 ◎出现头痛或肩周炎。 ◎眼睛时常感到酸痛、疲劳。 ◎有时自己能够感觉到心脏跳动。 ◎下肢和眼皮有时会水肿。 ◎性欲有些减退，或性冷淡。 ◎实际体重会高于或低于标准体重，即过胖或过瘦。
评分标准	答"是"得3分，答"不一定"得1分，答"否"得0分。	
评定结果	◎0~9分：安全。 ◎10~24分：不安全。 ◎25~30分：危险。	
专家坐诊	◎0~9分：目前你的健康状况非常好，今后要继续保持这一状态，并经常了解自己的身体健康情况。 ◎10~24分：可能存在健康问题，但只要保持健康的心态，很快就能战胜疾病。 ◎25~39分：虽然自我感觉没什么问题，但其实却隐藏着一些隐患，要及早关注和进行控制。	

Q2 你的饮食习惯会导致高血压吗？

在饮食方面，喜欢吃咸或油腻食物的人摄入了过多的钠和脂肪，比较容易患高血压。由此可以看出，改变饮食结构和饮食习惯是预防和改善高血压的重要环节。下表列出了健康的饮食习惯，答案是单选，看看你能得多少分，饮食习惯是否会引起高血压。

健康饮食习惯自测表

习　惯	◎每天按时吃三顿饭。 ◎注意均衡摄取营养素。 ◎22：00点后不再吃东西。 ◎吃饭时习惯细嚼慢咽。 ◎正餐只吃八分饱。 ◎不吃过咸、过辣、油腻的食物，尽量清淡饮食。 ◎不吃方便面等方便食品。 ◎比起干面更喜欢吃汤面。 ◎不喝或少喝面汤。 ◎不吃腌渍的食物。	◎每个月的外食次数控制在4次以内。 ◎不吃市售的加工食品。 ◎不吃油炸、坚硬的食物。 ◎喜欢吃蔬菜。 ◎经常吃杂粮及其制品。 ◎常吃鱼类、海藻、海带、紫菜等水产品。 ◎经常吃菌菇类食物。 ◎经常喝豆浆、吃豆糕、豆腐等豆制品。
评分标准	答"是"得2分，答"模棱两可"得1分，答"否"得0分。	
评定结果	◎31～36分：理想状态。 ◎26～30分：大致上还算理想。 ◎13～25分：还有很大的改善空间。 ◎0～12分：问题严重。	
专家坐诊	◎31～36分：饮食习惯很健康。要把健康的饮食习惯保持下去。 ◎26～30分：饮食习惯还算健康。只要以后改善没有选择"是"的项目即可。 ◎13～25分：饮食习惯需要大幅度调整。处在此分数段的人看起来很注重饮食，但必须将选择"否"的项目彻底改善，否则时间一长，也有可能患高血压。 ◎0～12分：饮食习惯非常不合理。处在此分数段的人在这样的饮食习惯下，身体已经受到很大的伤害，需要尽早采取行动一项一项地改善不良饮食习惯。	

03 你患高血压的概率大吗?

有调查研究表明,生活环境、职业及年龄段不同,发生高血压的概率也不同,而长期处于精神紧张状态下的会计、司机及肥胖者都易发高血压。

另外,高血压具有明显的遗传特征,如果父母都是高血压患者,或同一个家庭中出现多个高血压患者,则说明这个家庭有高血压遗传基因存在,每一个家庭成员都需要多多关注自己的身体,全面预防高血压。想知道你患高血压的概率有多大吗? 不妨回答下面的问题。

高血压患病概率自测表

检查项目	◎父母及兄弟姐妹中是否有患高血压的。 ◎是否为男性。 ◎以前是否曾患过高血压。 ◎是否超过标准体重。 ◎每天摄盐量超过6克。 ◎每周锻炼少于3次。	◎是否吸烟。 ◎是否每天过量饮酒。 ◎是否有糖尿病。 ◎是否有高脂血症。 ◎是否工作紧张。 ◎是否情绪易波动。
评分标准	A.是,B.否,选A者得1分,选B者得0分。	
评定结果	◎1~2分:危险性很小。 ◎3~4分:危险性比较小。 ◎5~7分:危险性中等。 ◎大于8分:高度危险。	
专家坐诊	得分高也不要过分紧张,只要改变不良的生活方式,高血压是可以预防或缓解的。 对此,高血压的专科医生提出意见,得分高者要注意劳逸结合。不注意劳逸结合,不注意保护视力,用脑用眼达16小时的人要特别注意了,一定要调整工作时间,尽量把工作时间控制在10小时以内,这样才能有效预防高血压。 一直不长个子的少年儿童家长也要适当关注一下孩子的血压状况,以防孩子因肾脏疾病而引起高血压。 另外,如果少年儿童出现多汗、面色苍白、四肢易抽搐等症状,也要警惕是否患了高血压。	

Q4 你有没有可能已经患有高血压？

　　高血压是现代社会威胁人们健康的一种潜在疾病，生活习惯等问题很容易引发此病。高血压有一些先兆性的症状，只要及时发现，尽早调理身体，就可以预防和缓解高血压。结合身体近期实际情况，在下列表格"检查项目"中做出选择，看看你是否已经患有高血压。

高血压检测表	
检查项目	◎近期有无全身乏力感。 ◎近期有无视物模糊、视力低下。 ◎近期有无胸痛。 ◎近期有无耳鸣。 ◎近期有无头痛、头重感。 ◎近期有无心悸、气喘。 ◎近期有无头晕、目眩感。 ◎近期有无尿量增多、咽喉干燥之感。 ◎近期有无足发麻之感。 ◎近期有无身体发热，肩、颈不适感。
评分标准	A.是，B.稍有，C.否；选A者得2分，选B者得1分，选C者得0分。
评定结果	◎8~11分：高血压潜在者。 ◎12~15分：准高血压者。 ◎16~20分：标准高血压者。
专家坐诊	◎8~11分：注意饮食清淡，保持心情愉快，避免激动，控制烟酒。 ◎12~15分：定期就医检查，听从医嘱。 ◎16~20分：及时就医，服用降压药物控制血压，防止脑血管意外等严重并发症。

就医前应做的准备

准备项目	备注
选择便利的医院	在第一次去医院诊断自己是否患了高血压时，不要只关注医院的规模大小，而应该全面考虑自身的病情轻重及去医院看病是否交通便利。
选择医疗人员素质高、医疗设备先进的医院	有并发症的高血压患者或者个人经济条件能承担大额医疗费用的高血压患者，可以选择医疗人员的素质高及仪器设备先进、规模较大的综合医院就诊。但是去大医院看病也有一定的弊端，虽然设备齐全，但由于前来就诊的患者数量很多，需要等待较长时间，或者医院的位置离家较远，不方便看病。
选择熟悉病情或专业知识、经验丰富的医生	高血压患者一般可以选择去了解自己病情的医生或者自家附近的诊所那里去看病。在可以选择医生的情况下，建议选择具有丰富的高血压专业知识和临床经验的医生，他们往往可以从日常生活到药物处理等多方面予以充分说明与指导，让高血压患者从容用药。
与医生建立互相信任的关系	在高血压患者看病时，是否信任医生很重要。患者在面对自己信任的主治医生的时候，一般会毫无保留的阐述自己的病情，并相信医生开的药能有效治疗自己的疾病，在患者积极配合医生的情况下，治疗效果会比较好。如果高血压患者不信任自己的主治医生，不能实事求是地阐述自己的病情，医生开的药也不按时吃，对病情将十分不利。还有些患者因为不信任医生，常常更换医院，这也意味着更换了主治医生，许多项目都要重复检查，对高血压患者来说是得不偿失的。
注意饮食	做一般检查前，只要在检查的前一天晚饭少吃些即可，在检查当天可以吃早饭，但是最好选择易消化的食物，而不要吃辛辣刺激或坚硬的食物，也不要喝咖啡。
注意清洁身体	去医院检查的前一天晚上或者当天早晨好好洗个澡清洁身体，可以让人体恢复自然状态，对项目检查很有利。
尽量提前去医院	不管是处于大城市还是小城镇，高血压患者在去医院检查的当天最好要早起，以防出现堵车等情况耽误就诊。因为如果出现堵车等情况，情绪就会变得紧张，心跳也会变快，会影响血压与心电图，让检查的结果失真。

Q6 高血压患者需要做哪些项目的检查？

了解必须检查的常规项目及其意义，就可以鉴别原发性与继发性高血压，明确高血压病情严重程度及是否存在合并症，如高脂血症、糖尿病、痛风、冠心病、脑卒中、肾功能不全等，积极配合医生的诊断和治疗，及早防治高血压。

高血压患者必做的检查项目一览表

检查项目	检查内容	备注
心电图检查	把心脏跳动时会产生的波动记录成图片就是心电图。通过心电图检查，可以知道心脏的心率及心脏功能是否正常，是否出现心室肥大的现象。	高血压会增加心脏的负荷，让心肌变得肥厚以承受逐渐升高的血压，在此种情况下，心脏的波动会产生变化，测出的心电图也会跟着变化。所以，通过心电图检查可以判断高血压患者是否并发心肌损伤及冠心病等疾病。
血液检查	检测血红蛋白、血糖、胆固醇、甘油三酯、尿酸、血钾的含量，其中胆固醇、甘油三酯与动脉粥样硬化的密切关系。	高血压并发肾衰竭时，血钾含量会升高。高血压并发肾动脉硬化时，血中尿酸值会增加。高血压患者往往血液黏度偏高，易形成血栓，轻者患脑卒中，重者甚至可能会猝死。
眼底检查	眼底主要指的是视网膜、视神经乳头及脉络膜，医生会用眼底镜进行眼底检查。	视网膜小动脉普遍或局部狭窄说明小动脉中度受损；视网膜出血、渗血、视乳头水肿，说明血管损伤程度严重。
尿液检查	检查尿液中蛋白质和糖的含量，由此判定患者的病情。	尿中含有大量尿蛋白，可能是患上了慢性肾炎、继发性高血压；若含有少量尿蛋白，可能是原发性高血压引起的肾损伤。
超声心动图	超声心动图一般是检查高血压性心脏病的常用手段。	高血压患者左心室肥大多是对称性的，但也有1/3左右的患者以室间隔肥厚为主，室间隔肥厚常上端先出现。

（续表）

胸部X光检查	胸部X光检查就是用X光照射胸部并拍照，检查心脏、动脉、肺部的状态。胸部X光检查对高血压来说是必不可少的基本检查。	当X光照射到身体上时，不同的成分会分为容易透过的部分及难以透过的部分。医生通过详细观察X光图像，可以了解心脏的形状、大动脉的粗细与形状，可对高血压对动脉造成的影响以及动脉粥样硬化的情况做出推测。
动态血压	动态血压指用自动血压监测仪测定的一个人昼夜24小时内，每间隔一定时间的血压值。动态血压监测能够提供治疗过程中休息与活动状态下的血压状况、血压的昼夜变化规律以及药物作用的持续时间，便于医生根据血压的变化规律进行判断，选择合适的降压药物。	动态血压监测使用的是符合国际标准的监测仪，高血压患者处在日常生活状态下，测血压间隔时间为15～30分钟，白天与夜间的测压间隔时间应尽量相同，一般监测24小时即可。

高血压患者初次体检项目

准备项目	备注
血压	两侧血压对比核实，取较高侧的数值。如果两侧血压的差值大于20毫米汞柱，较低的一侧有可能是肱动脉以上的大血管特别是锁骨下动脉发生了狭窄，狭窄的原因最常见的是动脉粥样硬化、阻塞。
身高、体重及腰围	肥胖、尤其是向心性肥胖是高血压患者的重要危险因素，正如俗话所说，腰带越长，寿命越短。
用眼底镜观察视网膜病变	视网膜动脉的变化可以反映高血压患者外周小动脉的硬化程度，外周小动脉硬化程度越重，心脏的负荷越重。
检查血管有无病变	有无颈部血管杂音、颈静脉怒张或甲状腺肿大、腹部血管杂音及肿块、周围动脉搏动等，以排除继发性高血压病。
心肺检查以及神经系统检查	了解有无高血压所致的心脑血管并发症。

高血压常见急症及其处理方法有哪些?

一般来说，许多导致高血压的危险因素都是可控的，只需要患者从生活习惯上做一些改变，减轻体重，合理饮食，定期检查，避免情绪过激。此外，坚持进行自我监测，在紧急情况下学会合理的自救也很重要。

高血压常见急症及其处理方法一览表

常见急症	处理方法
饱餐、劳累时，胸部憋气、闷痛	这时，应立即于舌下含服硝酸甘油1片，也可含服消止痛1片。由于过高的血压也会引起反射性血管收缩，所以还应该使用既能治疗心绞痛，又能降血压的药物，如缓释恬尔心。如果在连含两片硝酸甘油后胸闷仍然没有缓解，患者应到医院急诊接受心电图检查，以排除心肌梗死、心律失常等疾病。
半夜突然憋醒，不能平卧	出现以上情况，说明患者的心脏已经开始受累。此时，应立即舌下含服硝酸甘油或口服消心痛，并测量血压。同时口服卡托普利或卡维地洛。心率增快时，还可以选择β-受体阻滞剂，如倍他乐克。
突然出现言语欠佳，活动障碍	测血压，若血压增高明显，并出现神志障碍，应立即服短效降压药，到医院急诊做CT检查。
突然昏迷	1.**评估意识**：轻拍患者双肩，在双耳边呼唤（禁止摇动患者头部，防止损伤颈椎）。如果清醒（对呼唤有反应、对痛刺激有反应），要继续观察，如果没有反应，进行下一个流程。 2.**求救**：高声呼救："快来人啊，有人晕倒了。"接着联系打120求救，立即进行心肺复苏术。注意保持冷静，待120调度人员询问清楚再挂电话。 3.**检查及畅通呼吸道**：取出口内异物，清除分泌物。用一手推前额使头部尽量后仰，同时另一手将下颏向上方抬起。 4.**人工呼吸**：先判断是否有呼吸，如果无呼吸，应立即给予人工呼吸2次，保持压额抬颏手法，用压住额头的手以拇指食指捏住患者鼻孔，张口罩紧患者口唇吹气，同时用眼角注视患者的胸廓，胸廓膨起为有效。待胸廓下降，吹第二口气。 5.**胸外心脏按压**：心脏按压部位在胸骨下半部，胸部正中央，两乳头连线中点。双肩前倾在患者胸部正上方，腰挺直，以臀部为轴，用整个上半身的重量垂直下压，双手掌根重叠，手指互扣翘起，以掌根按压，手臂要挺直，胳膊肘不能打弯。

心跳停止	1.正确的胸外按摩位置：由病患胸部（靠近施救者的位置），寻找肋骨下缘，顺着肋骨边缘往上滑动，到肋骨与胸骨交会的心窝处，即为按摩位置。 2.将中指置于心窝处，食指紧靠中指，置于胸骨上定位。 3.将另一手的掌根紧靠在已定位的食指旁，使掌根的位置正好放在胸骨的中线上。掌根放好位置后，另一手重叠于其上。 4.将两手的手指互扣或翘起，以免压迫肋骨造成骨折。 5.施救者面向病患跪着，两腿张开，肩膀在伤患胸骨正上方，双臂伸直，直接下压，将压力推至胸骨上，切记下压时手肘不可弯曲。 6.每次下压时，应将胸骨压下4～5厘米，放松时，手不施压力，但不可移动手的位置。连续按摩15次。 7.进行胸外按摩与人工呼吸时应先连续15次按摩后，接着2次人工呼吸。按摩速率每分钟80～100下，人工呼吸每5秒1次。 8.约1分钟后，即按压与人工呼吸重复4次后，检查有无脉搏。无脉搏者继续进行心肺复苏术；有脉搏则停止心肺复苏术，检查呼吸，有呼吸者，维持其呼吸道畅通并持侧卧姿势，无呼吸者则继续进行人工呼吸。
脑卒中	患者必须绝对卧床，减少搬动，避免强光、强声、强震等刺激，注意保暖。头部位置应根据中风类型确定，如果是脑出血，枕头应垫高，减少脑内出血。如果是脑血栓，不宜用高枕头，以免加重病情。呕吐者应将其头部偏向一侧，以便呕吐物吐出。神志不清者应用筷子等塞住口角，保持呼吸道通畅。随后立即送患者进医院治疗。搬运患者动作要轻，防止头部乱晃，切不可用人背方式搬运，一定要用担架。
脑出血	1.使患者安静卧床，头略枕高并偏向一侧，要及时清理呕吐物，避免呕吐物被吸入气管而导致呼吸道阻塞、窒息。大量的临床实践和文献报道表明，严重的脑出血发生的5分钟内，对于生命是至关重要的。因为此时呕吐频繁，稍不注意出现窒息就会造成死亡。保持呼吸道通畅的办法，还应将患者衣领解开，取下假牙，还可用压舌板、筷子缠上纱布、手帕等软织物塞在上下牙齿间，以免抽搐时咬破舌头。 2.有条件者，可以给患者吸入氧气。 3.医生来后，酌情使用降血压、止血药物，以及其他相应处理。 4.病情稍有稳定，或医生认为可以转送时，应由数人抱持、动作一致、平稳轻巧地将患者移至担架上，尽量在减轻震动、颠簸的情况下，将患者送至医院，进一步全面救治。

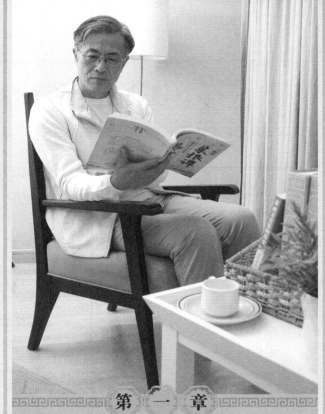

第一章

中西医对高血压的不同解读

近年来，高血压的发病人数越来越多。据不完全统计，目前我国的高血压患者已达上亿人之多。高血压的危害极大，因为不仅高血压本身会给患者带来诸多身体和心理上的伤害，同时它还会引发其他多种疾病，进而给患者造成更严重的损伤。

中医如何解读高血压

中医所认识的高血压

高血压属中医眩晕、头痛、肝风、肝阳等病症的范畴。《黄帝内经·素问·至真要大论》说："诸风掉眩,皆属于肝。"中医认为,高血压主要涉及肝、肾、心、脑。中医根据发病原因和具体症状,将高血压划分为不同的范畴。

◎当涉及于心时,可导致心力衰竭,属于中医"喘证"、"心悸"二者合并发病的范畴。

◎当导致心绞痛、心肌梗死等时,属于中医的"胸痹心痛"范畴。

◎当高血压累及脑,出现局灶性血栓或出血时,统称中风。

高血压根据病情不同可分为中经络、中脏腑等证型。

◎中经络者,是指突然出现半身不遂、口眼歪斜、语言不利、吐字不清等症状。

◎中脏腑者,是指突然出现神志恍惚、突然昏倒、半身不遂、舌强不语等症状。

根据症状不同,临床较为普遍的可辨证分为肝火上炎、肝阳上亢、痰浊内蕴、肝风内动、肝肾阴虚、阴阳两虚等证型,中医只有通过辨证施治,才能达到有效预防和改善高血压的目的。

中医对高血压病因的解析

体质因素

高血压与体质的关系主要体现在先天禀赋、发病年龄及形体性质等三个方面。相当一部分高血压患者的发病与先天禀赋有关系,而人的禀赋来源于父亲和母亲,体质情况与父亲、母亲的先天之精的质量有非常密切的关系。

若具有家族高血压发病史,其体质则多为肝肾阴虚,肝阳亢盛等。中医认为,40岁以后,人的肾气逐渐衰弱,肾精也逐渐亏损,而肝肾不足则会导致肝阳亢盛,也就容易患高血压了。

情绪因素

七情可影响五脏

七情即喜、怒、忧、思、悲、恐、惊七种情绪变化,是机体的精神状态,为一般人受到外界刺激后产生的正常情绪反应。中医认为,人在外表所看到的情绪反应是人体脏腑功能活动表现在外面的结果。

七情是人对外在事物表现出的正常反应，所以在正常情况下不会使人生病，但如果人突然受到强烈的精神刺激，如失恋、地震、失去亲人等，就会有精神创伤或长期郁郁寡欢、狂喜、盛怒，就会致病。与六淫不同的是，六淫必须由口鼻及体表侵入人体，而七情是直接影响相关的脏腑而生病。所以中医依病因把两者分为外感六淫和内伤七情。

七情变化会引起气血的反应

气血是人体生命活动的物质基础，气有温煦、推动的作用，属于一种能量；血有濡养作用，偏于物质。当外表看到情绪变化时，内脏的气和血的运化也会有相应的反应。

七情是后天导致高血压的重要因素

中医认为，如果人的情绪变化过于激烈，超过脏腑能承受的限度时就可能会引发高血压。

◎如人盛怒时，肝气上逆，血随气升，血压就会升高，如果总是发怒，就容易患高血压。

◎如人惊恐、大喜、极度忧愁、过度悲伤时，也会让人体五脏六腑功能失调，其中、肝、胆等脏腑受扰最大。肝脏受扰，出现肝气上逆、肝火上炎、肝气郁结、肝阳上亢等情况，就会发生高血压。人的情绪变化过大，心脏遭到累及，会出现心火亢盛、心肾不调、心肝火盛等症状，进而引发高血压。

生活习惯因素

◎生活规律大幅度改变或者完全没有规律可循，易导致脏腑气血阴阳发生不好的变化，进而促进高血压的发生或发展。

◎生活过度安逸，营养日常摄入过量，又缺乏合理的运动，就会引起气血滞涩不畅、脾气不运，增加高血压的发生概率。

◎无论男女，一旦到了中年，肾精会逐渐亏损，如一再房事过度，耗损肾精，则会导致阴亏阳亢，引发高血压。

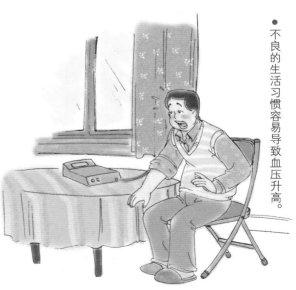

● 不良的生活习惯容易导致血压升高。

中医所解读的高血压致病机理

肝肾不和

肝经和肾经在高血压的病理变化中处于主要地位。《黄帝内经·素问·至真要大论》说："诸风掉眩，皆属于肝"，说的即是肝经喜条达疏泄，若郁结过久便可动风，也可化火，称肝阳、肝风，体现在病理变化上就是头痛、头晕、耳鸣、焦躁等症状。按照脏腑之间相互联系的理论，肝需要肾精的滋养，若肾精亏损，肝阴也会不足，继而外显为头痛、眩晕等病症。

阴阳失调

中医学认为，人健康的时候身体会处于阴阳相对平衡的状态。高血压的发生正是因为各种致病因素作用于人体，导致阴阳失去相对平衡，出现了偏衰或偏盛的结果。阴阳是相互依存的，高血压患者的机体阴阳失调会伴随着病情的严重而出现逐渐加重的倾向。所以，高血压的发病机制为机体阴阳平衡失调。

高血压的中医辨证治疗方法

在中医学中，高血压属于"头痛"、"眩晕"等症候的范围，是由于心、肝、肾三脏阴阳、虚实的消长失去平衡所致，具体表现为头胀、眩晕、心悸、耳鸣、烦躁、腰酸、腿软、失眠、记忆力减退等症状。如果在生活上不多加注意，饮酒饱食，或忧思恼怒，或房事劳累，就会气血受阻、肝风化动、肝阳暴涨、蒙蔽清窍，则发为中风。下面将介绍高血压的中医辨证治疗方法。

肝阳上亢型

肝阳上亢型高血压一般见于高血压的早期，由于长期忧郁恼怒，肝气郁结化火，使得肝阴损伤而肝阳上亢。肝阳上亢型高血压的临床表现大致有如下几种：血压升高、面红目赤、眩晕头痛、失眠多梦、急躁易怒、头胀、耳鸣、口苦、舌质红、舌苔黄、脉弦等。

治疗原则

以平肝潜阳，滋养肝肾为宜。

降压方剂

天麻决明饮：钩藤、生石决明各30克，天麻、桑寄生各10克，杜仲、益母草、茯神、夜交藤各12克，川牛膝18克，栀子、黄芩各9克。

如果患者伴有火热亢盛，口苦口干明显，则加用龙胆草10克，夏枯草15克，牡丹皮12克。如果患者肝阳上亢症状非常显著，则加代赭石、牡蛎、龙骨各30克。若患者伴有肝气郁结，则加柴胡10克，白芍30克。

气血亏虚型

气血亏虚型高血压多见于高血压初期，气血是人体生机和活力的动力，心情不好，工作压力大等都可以使脏腑发生病变，影响气血的正常运行。气血亏虚型高血压的临床表现有以下方面：头晕目眩、面色㿠白、唇甲不华、心悸少寐、神疲懒言、舌质淡、脉细弱。

治疗原则

以补养气血，健脾安神为宜。

降压方剂

党参黄芪白术汤：党参15克，黄芪、白术、桂圆肉各12克，茯神、酸枣仁、木香、当归、远志各10克，炙甘草9克，红枣5枚。

如果患者食少便溏，则加茯苓、薏米各12克。如果患者形寒肢冷，腹中隐痛，则加桂枝、干姜各10克。若患者血虚甚，则加熟地黄15克，阿胶12克。

阴阳两虚型

阴阳两虚型高血压多见于高血压中期，此类型高血压较为少见，多由吸烟酗酒引起阴阳两虚所致。阴阳两虚型高血压的临床表现有以下方面：血压升高，口干咽燥，五心烦热，神疲乏力，少气懒言，倦怠嗜睡，脉沉弦细。

治疗原则

以调补阴阳，滋阴育阳为宜。

降压方剂

地黄山药益肾丸：熟地黄、山药各18克，茯苓、山茱萸、泽泻、牡丹皮各10克，肉桂、制附子各10克。

如果患者口甚渴，则加沙参、天花粉各15克。如果患者盗汗不止，则加五味子、糯稻根各10克。如果患者耳鸣耳聋、腰膝酸痛，则加鹿角胶、五味子各15克。

肝肾阴虚型

肝肾阴虚型高血压多见于高血压晚期，或者是高血压演变过程中受剧烈刺激等因素的影响导致的突然变化。肝肾阴虚型高血压的临床表现有以下方面：血压升高，耳鸣健忘，腰膝酸软，咽干口燥，头晕目眩，五心烦热，口渴少津，视物昏花，舌苔少。

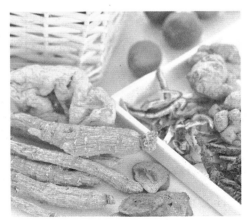

● 中药方剂对高血压有着较好的辅助疗效。

治疗原则

以滋养肝肾，滋阴明目为宜。

降压方剂

六味地黄丸：熟地黄30克，山药、茯苓各18克，山茱萸、牡丹皮各12克，泽泻10克。

如果患者腰酸耳鸣突出，则加龟甲20克，杜仲15克。如果患者阴虚火旺，心肾不交，则加知母12克。如果患者腰膝酸软突出，且有遗精、多梦，则加上黄连6克，肉桂3克，酸枣仁12克。如果患者视物昏花，迎风流泪则加用枸杞子18克，女贞子12克，黄精10克。

痰浊内蕴型

痰浊内蕴型高血压见于高血压的演变过程中，一般多见于晚期。机体阴阳平衡失调，水液代谢障碍，聚湿生痰，痰浊内阻，郁久化火，痰火上扰，而出现血压升高及一系列临床症状。痰浊内蕴型高血压的临床表现大致如下：血压升高，眩晕头痛，胸脘胀闷，身重体困，舌质淡，舌苔白腻，脉弦滑。

治疗原则

以健脾化湿，化痰降逆为宜。

降压方剂

半夏白术天麻汤：半夏、白术各15克，茯苓、陈皮各12克，天麻18克，甘草6克。

如果患者痰阻气郁化火，则加黄芩15克，竹茹12克，枳实10克。如果患者腹胀欲呕，则加白豆蔻12克，砂仁10克。如果患者眩晕，且头痛呕吐，则加代赭石15克，竹茹12克，生姜6片。如果患者耳鸣痰多，则加郁金12克，石菖蒲、葱白各10克。

淤血内停型

淤血内停型高血压常见于高血压的演变过程中，一般多见于晚期。高血压程日久则久病入络，或肝郁气滞而血行不畅，或痰气郁结内阻脉络，均可导致淤血内结、络脉淤阻而出现血压升高及一系列临床症状。淤血内停型高血压的临床表现有以下方面：血压升高，头晕头痛，胸闷不适，痛如针刺，舌质紫或舌有淤点、淤斑，脉细或涩。

治疗原则

以活血化淤，通络止痛为宜。

降压方剂

通窍活血汤：桃仁、红花、赤芍、川芎各10克，红枣5枚，生姜3片。

患者如果气血不足，则加黄芪、当归各12克。如果患者头痛明显，则加全蝎、土鳖虫各8克。如果患者胸痛甚，则加郁金、延胡索各10克。

西医如何解读高血压

西医所认识的高血压

血压的定义

医学上所说的血压是指血液在血管中流动时对血管壁产生压力，影响血压形成的主要因素有心脏的收缩、大动脉血管所具有的弹性、血液在血管中流动时产生的阻力等。狭义上的血压，也就是人们经常提起的血压是体循环的动脉血压。动脉血压顾名思义，即推动血液在动脉血管内不停流动的压力，这种压力主要作用于动脉管壁上。

血压有收缩压和舒张压之分，心脏收缩时左心室里的血液会被挤压进主动脉，增加动脉中的血液流量，此时动脉中的血压会有所升高，由于是心脏收缩时产生的压力，故而被称作收缩压。

在心脏由收缩转为舒张时，会暂时停止供给动脉血液，而在心脏收缩时被挤进动脉的血液在动脉血管壁的弹性及张力的作用下仍然会继续向前流动，此时动脉中的压力已经下降，由于是心脏舒张时产生的压力，所以被称作舒张压。

高血压的定义

高血压通常指循环动脉血压长期居高不下，是临床上的一种常见症状。判断一个人是否患有高血压，一般是以高于160/95毫米汞柱为标准，若高于这个值就是高血压。这个标准是世界卫生组织推荐使用的，是通过对比分析一组确诊高血压患者的血压分布与正常人的血压分布得出的结论。

人体的血压并不是一个恒定值，人体处于不同的状况及时段下，血压亦会有波动，如空腹与饱餐、早晨与晚间、休息与运动等。临床研究发现，高血压患者血压越高，肾动脉病变、高血压性心脏病、冠心病、脑卒中的发生概率也会越高，症状也会越严重。另外，健康人群的收缩压会随着年龄的增加而升高，小于40岁时收缩压不应超过140毫米汞柱，40岁以后每10年收缩压可增加10毫米汞柱。

西医诊断的高血压常见症状

高血压在不同的人身上，在不同的病理阶段，症状有所差异。如果高血压尚处在早期，则可能没有症状或症状不明显。高血压与许多因素有密切的关系，而且其与血压升高的程度没有正比关系。有些人测血压后，血压比正常值略高，症状却很多且显著；还有一些高血压患者血压虽然很高，其症状却不显著。

熟知高血压的一些常见症状，当出现莫名其妙的头晕、头痛等症状时，就会首先考虑自己是否已经患有高血压。高血压的常见症状如下：

头痛

头痛是高血压的常见症状，多表现为持续性的钝痛或搏动性胀痛，在严重时有炸裂样的剧痛感。疼痛多发生在头部两侧的太阳穴和后脑勺两个部位，在早晨起床时发生，起床后略活动后疼痛的症状就可以减轻。

头晕

头晕是高血压最多见的一种症状，有些是暂时性的，有些是持续性的。暂时性头晕常出现在突然下蹲或起立时。高血压患者一旦头晕，就会感到头部有持续性的透不过气的感觉，严重时会影响大脑思考、降低工作效率，时间长了还会让高血压患者对周围事物丧失兴趣。

烦躁、失眠、心悸

高血压患者的性情较为急躁、敏感，且易激动、心悸，失眠也是常见症状。高血压患者可能会出现大脑皮层功能紊乱及植物神经功能失调等状况，而这些状况则会让人不容易进入深层睡眠、经常会做噩梦，或被噩梦惊醒。

注意力不集中，记忆力减退

注意力不集中和记忆力差在高血压早期并不明显，但随着病情的进展会越来越严重。此种症状多见注意力容易分散，近期记忆减退，对幼时或几年前的事情却记忆犹新。

肢体麻木

高血压患者一般血压流通不顺畅，常会出现手指、脚趾麻木感，皮肤上好像有蚂蚁在爬行，或脖子、后背肌肉紧张、僵硬、酸痛，有些高血压患者常会感到手指不如以前灵活了。四肢麻木的情况一般经过治疗会好转，如果经治疗还没有好转的迹象，即肢体麻木较顽固，持续时间长，固定出现于四肢的某一部位，且伴有肢体乏力、抽筋时，就预示着高血压患者可能患了脑卒中，需要及时到医院就诊，接受治疗。

有出血症状

在高血压的常见症状中，出血症比其他症状少见。因为高血压患者的血管弹性减退，脆性增加，所以很容易破裂出血，以鼻出血、眼底出血、脑出血、结膜出血等较为多见。

高血压的分类情况

根据病因分类

根据病因分类，高血压可以分原发性高血压和继发性高血压。高血压患者中80%~90%是原发性高血压，是以血压增高为主要临床表现的综合性疾病。剩下的10%~20%则是继发性高血压，主要是指在某些疾病中作为症状出现的高血压。

根据发展进度分类

根据高血压的发展进度分类，高血压可以分为进行性高血压和恶性高血压。进行性高血压指伴有视网膜出血和渗出的显著血压增高综合征，恶性高血压是伴有视神经乳头水肿的血压显著升高综合征。

根据年龄分类

根据高血压患者年龄进行分类，高血压可以分为青年期高血压和老年期高血压。青年期高血压指的是患者35岁以下的高血压，多为继发性高血压。老年期高血压指的是患者60岁以上的高血压。

其他分类

高血压还可以分为内分泌型高血压、心源性高血压、临界性高血压、舒张压高型高血压和收缩压高型高血压等。

不同年龄阶段的正常血压的平均值				
	男性		女性	
年龄（岁）	收缩压（毫米汞柱）	舒张压（毫米汞柱）	收缩压（毫米汞柱）	舒张压（毫米汞柱）
11~15	100	62	96	60
16~20	104	64	98	61
21~25	106	66	100	63
26~30	108	68	102	64
31~35	110	70	106	66
36~40	112	72	108	68
41~45	114	73	110	69
46~50	116	74	112	70
51~55	118	75	114	71
56~60	120	76	116	72

西医解读的高血压致病因素

在现代社会，人们的生活水平提高了，高血压的患病率也上升了。高血压的发病与许多因素有关，是遗传、营养、体重及心理等多种因素综合作用的结果。

遗传因素

有关专家指出，通过多年来的临床研究发现，多数高血压均由遗传因素导致。高血压和遗传的关系具体表现在，高血压患者会集中出现在同一个家庭内，或有较近血缘关系的人身上。他们的生活方式或饮食方式或相同或不同，但是却都患有高血压，这就表明了遗传因素的存在。

由遗传因素导致的高血压具体表现为：随年龄增长患高血压的发生率远远高于正常人群。虽然具有高血压副基因，在中青年阶段如无其他因素，则不会诱发高血压。

体重因素

有关资料显示，体重与高血压有着非常密切的关系，肥胖者患高血压的概率比体重正常的人高2～3倍。所以，体重超重的人比体重正常的人更应该多关注高血压，通过多种健康的方式进行减肥，尽可能减少高血压的发病概率，让自己的生活更健康更圆满。

饮食习惯因素

生活越来越好，患高血压的人却越来越多，这种现象引起了营养专家的注意。他们通过膳食结构与血压波动之间的对比研究，得出结论，食用过咸的食物、大量饮酒、摄入过多的饱和脂肪酸或摄取不饱和脂肪酸过少，都会引起血压升高；而适量补充钾、钙、优质蛋白等营养元素，可以防止血压升高或降低血压。

吸烟因素

现已证明吸烟可加快动脉粥样硬化的速度，让血压升高。据报道，接连吸两支烟，10分钟后对身体进行检测，会发现肾上腺素和去甲肾上腺素的分泌增加，心跳加快，收缩压和舒张压均会升高。吸烟不仅会引起血压升高，还会增加高血压患者死于蛛网膜下腔出血的概率。除此之外，烟中的尼古丁会降低降压药的疗效。

精神和心理因素

从事司机、售票员等精神紧张度高的职业，高血压的患病概率高达11.30%，会计、统计人员等需要注意力高度集中的职业，其患病概率也高达10.2%。

由此可见，注意力高度集中、精神紧张、活动量小的人群易发生高血压。

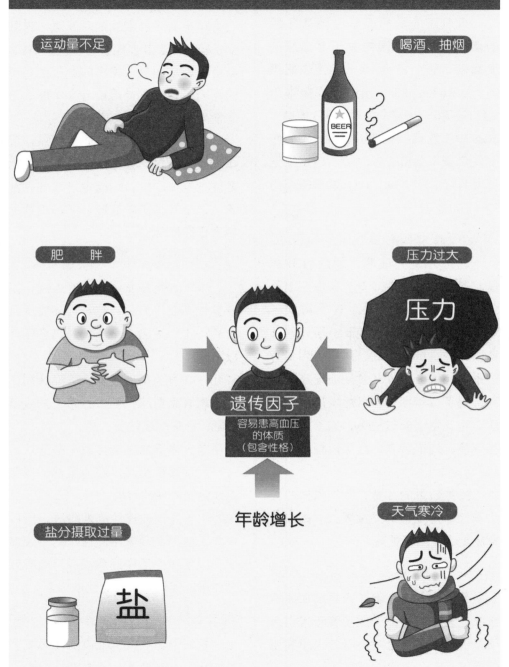

不同人群的高血压发病率

高血压的发病概率会随着年龄的增长而升高，国内关于高血压的发病概率研究显示，4～14岁发病概率为0.86%，15～20岁发病概率为3.11%，20～29岁发病概率为3.91%，30～39岁发病概率为4.95%，40～49岁发病概率为8.60%，50～59岁发病概率为11.38%，60～69岁发病概率为17.23%。

儿童与高血压

近年来研究证明，原发性高血压起源于儿童时期。青少年血压水平与发育因素有很大关系，发育快、个子高的儿童血压比较高。所以，儿童血压的高低与身高、体重等因素有关系。如果一个人儿童期血压水平较高，到了成年期就很可能发展成高血压。在儿童生长过程中，如果注意改善环境、均衡营养，是可以预防高血压的。

体重超重的儿童，其高血压的发病率比体重正常的儿童高，有高血压家族史者发病率更高。

青年与高血压

最近这几年，青年人患高血压的概率正在逐年升高，成了青年人也必须重视的一种常见病。青年人患高血压有以下几个特点。

◎青年人所患的高血压80%为原发性高血压。

◎青年高血压患者发病时间短，内脏受损较轻，但其血压会有较大波动。

◎有些青年高血压患者的血压会在短时间内迅速升高，严重者会发展成为恶性高血压或顽固性高血压。

针对青年高血压的以上特点，青年人要注意每年去医院体检，平常也要注意规律饮食，均衡地摄取各种营养，以有效预防高血压，或防止其发展为恶性高血压。

中年人与高血压

中年人是高血压的高发人群，以原发性高血压为主，继发性高血压只占5%～10%左右。中年人患高血压有以下特点。

◎40～49岁为高血压发病的高峰期，若已患有高血压，则多为第二期或第三期，一般病情较为严重。

◎中年人患高血压会出现一些症状，一旦发现就要引起足够的重视，以免贻误治病的最佳时机。

中年是高血压的高发阶段，所以中年人应不断地学习高血压的相关知识，以便在生活中注意规避可能导致高血压或促使高血压恶化的因素。

女性

相对于男性，女性高血压患者有其特殊性，需要用不同的方法处理。

◎月经初潮年龄越早者患高血压的概率越大。

◎生育次数多者患高血压的概率大。

◎初产年龄小者患高血压的概率大。

现代社会中，女性多身兼多职，家庭生活和工作的压力集于一身，时刻威胁着健康。为了让身体保持健康，为了让红颜不老，女性可在以上三个方面多加注意，一旦自己符合上面的一条或多条，就可去医院做高血压的相关检查，早发现、早治疗，让自己远离高血压。

孕妈妈

据统计，有5%左右的孕妈妈会患高血压，其中又有1/6左右会死于高血压，它是孕妈妈应特别关注的。妊娠期间出现的高血压可能有两种情况，一种是孕前就已经患有高血压，怀孕期间高血压的症状加重，另一种是妊娠期间出现的高血压，即妊娠高血压综合征，一般于分娩后的1～3个月内恢复正常。在妊娠期间患有高血压的女性一般会有如下状况。

◎妊娠高血压综合征最早发生于妊娠5个月以后，多数发生在妊娠6个月后，产褥早期也可能出现，分娩后三个月左右血压可恢复正常值。

◎出现局部或者全身性水肿，突发性的体重增加，都可能是妊娠高血压的征兆。

◎妊娠期间的高血压一旦发展较为严重，就会出现蛋白尿，是病情恶化的先兆。

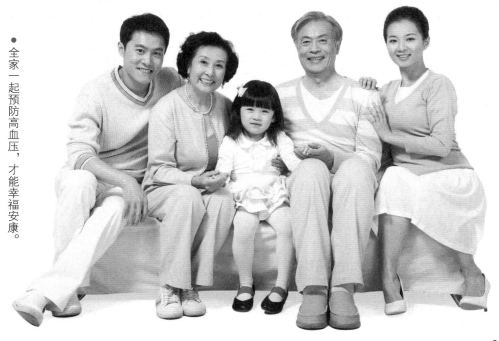

● 全家一起预防高血压，才能幸福安康。

高血压的并发症及其危害

动脉粥样硬化

　　动脉的血管壁都是由外、中、内三层组成，其中外层和内层是薄膜，中层是由环形平滑肌和弹力纤维构成的血管主体管道。不同种类的动脉血管壁有不同的特点，一般说来，大动脉的中层弹力纤维比较发达，小动脉壁的中层环形平滑肌比较丰富。

　　因为全身的小动脉平滑肌收缩与舒张出现问题，才引起了人体的血压升高。如果血压值长时间处于标准血压值之上，小动脉的平滑肌也就一直处于紧张的收缩状态，进而会影响血管壁对营养的渗透和吸收，让动脉本身肌细胞萎缩，负责收缩和舒张的纤维组织出现增生，保护血管主体的内层薄膜也会增厚，最终引发小动脉粥样硬化。另一方面，主动脉、脑动脉、冠状动脉内外层薄膜在高动脉压的持续作用下，营养吸收和代谢出现了问题，其中脂肪代谢失常会让体内的胆固醇在动脉内层薄膜沉积成许多斑块，阻碍血液的流通和营养代谢，这种动脉病变被称为动脉粥样硬化。动脉粥样硬化会让动脉管壁变厚、变硬、管腔狭窄，使高血压进一步恶化，严重影响身体的健康。下面具体解析了动脉粥样硬化带来的不良后果。

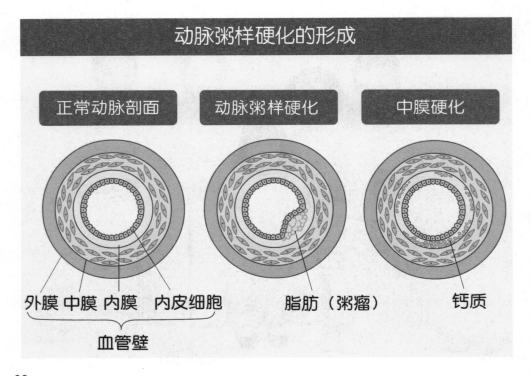

动脉粥样硬化的形成

正常动脉剖面　　动脉粥样硬化　　中膜硬化

外膜　中膜　内膜　内皮细胞　　脂肪（粥瘤）　　钙质

血管壁

导致动脉血管破裂

血管出现粥样硬化后，人体的血压会越来越高，作用于血管壁上的压力也会越来越大，而且随着沉淀物越来越多，血管壁会逐渐失去弹性和通透性，变得僵硬狭窄。硬化的血管壁不仅变得脆弱，易于破裂，而且弹性也变差，易于形成动脉瘤等，为血管破裂奠定了病理基础。高血压的长期慢性血压增高，会导致脑动脉产生一些特殊的病理变化，如形成微小动脉瘤导致小动脉发生脂肪玻璃样变，使小动脉壁形成夹层动脉瘤等。一旦身体在内外因素的作用下血压突然升高，已经变得脆弱不堪的血管壁就会承受不住过大的压力破裂。

引起动脉血管阻塞

高血压会对血管壁造成很大的损伤，在低密度脂蛋白胆固醇渗入代谢异常的动脉血管后，会在血管局部滞留，引起发炎反应，还会让白血球进入内膜。白细胞在进入血管壁后会蜕变成为巨噬细胞吞噬脂蛋白，并形成动脉硬化斑块。如果斑块出现裂痕或破裂，就会增加血小板的黏稠度，让其大量聚集形成血栓，让动脉中的血液流动受到阻碍。

脑部血管病变

在高血压的诸多并发症中，发病率最高且后果最严重的就是脑部血管病变，其中最为常见的就是脑梗死与脑出血。

脑梗死

造成脑梗死的主要原因是负责给脑部运输血液的脑部动脉发生硬化，血小板凝聚成的血栓阻塞血管，让脑部血液供给减少或中断。脑部血管供血出现问题，会造成脑细胞的大量坏死，严重威胁了人们的生命安全。

随着医疗技术的发展，许多高端的技术被应用于脑梗死的预防和治疗中，其中使用频率最高的是高分辨率的CT及核磁共振。此二者联合应用，可以更准确的反应脑梗死病人的脑部病变，为医生提供切实、充足的诊断和治疗依据。

脑出血

脑的血流量大，血管壁肌层薄，周围缺少结缔组织，其次血管分叉多成直角，因此受血流冲击大，容易出现血管病变。

受高血压的影响，血管承受较大的冲击，在血管分叉部位，血流应力长期作用于脑动脉内膜表面，可造成内皮细胞的损伤、脱落或通透性增加，血压的波动造成湍流，导致内膜损伤和动脉粥样硬化。当血压无预兆地突然升高时，容易导致脑出血现象的发生。

心脏疾病

高血压不积极治疗，长时间未得到控制，身体的血管壁长期受到逐渐升高的压力的冲击，渐失弹性。当血管因为失去弹性而变硬时，会阻碍血液的正常输送，为了让血液满足全身组织器官的需求，心脏只好用力收缩，久而久之就会增加心脏的负担，引发高血压性心脏疾病。伴随高血压发生的心脏疾病常见的有高血压性心脏病和冠心病。

高血压性心脏病

高血压性心脏病指动脉压持续性升高，心脏负担加重后形成的代偿性左心室肥厚，此病可导致心力衰竭，严重威胁人们的生命安全。

冠心病

冠心病指血压升高引起心肌供氧量和需氧量失衡后，因左心室负荷增强，心肌强力增加，心肌耗氧增加而出现的一系列症状。

尤其是高血压并发动脉粥样硬化的患者，其冠状动脉的血流储备较健康人低许多，可出现心肌梗死、心力衰竭、心绞痛等疾病。

肾脏疾病

据相关研究结果显示，高血压合并肾功能衰竭者约占10%，由此可以看出，高血压与肾脏有着非常密切的关系。

高血压会损害肾脏，引发各种肾脏疾病；反过来，肾脏的损害又会加重高血压。高血压与肾脏损害互为因果，会形成恶性循环。另外，急骤升高的高血压会引起大范围的肾小动脉弥漫性病变，导致恶性肾小动脉粥样硬化，进而迅速发展成为尿毒症。

眼部疾病

高血压引起的眼睛并发症与其他并发症一样，均来源于血管病变。在视网膜血管系统发生病变后，就无法为眼睛提供充足的营养让其能维持正常的功能，进而发生一系列眼部病变，如眼底出血或渗出液、视乳突水肿、眼动脉硬化、眼痉挛等。

降压小知识

了解腔隙性脑梗死

腔隙性脑梗死指的是直径15～20毫米，新鲜或陈旧性的脑深部沉淀物。受损的脑部血管多为大脑中动脉及基底动脉深穿支，腔隙性脑梗死常常发生在丘脑、脑白质、脑桥基底核、基底神经节和内囊等部位。腔隙性脑梗死的症状与高血压类似，常被混淆在一起，而利用CT和核磁共振两项技术即可做出明确诊断。

脑卒中的四种类型表现

脑栓塞

脑动脉以外的血栓等（多由心脏过来）移动到脑部造成血管阻塞，即使血压低也有可能发生。

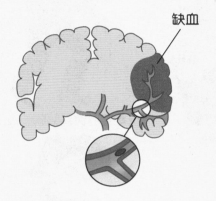

缺血

脑梗死

脑部动脉硬化造成。容易在睡梦中发病，口齿不清、恶心、手脚半身麻痹等症状逐渐出现。

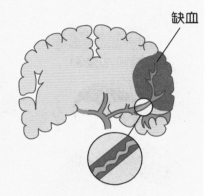

缺血

蜘蛛膜下腔出血

由脑部表面血管破裂引起，多因动脉瘤破裂造成。是包覆脑部的三层脑膜（硬膜、蜘蛛膜、软膜）中，蜘蛛膜与软膜之间出血。常伴随着突然的剧烈头疼、恶心与呕吐等。

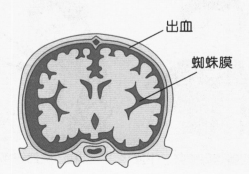

出血

蜘蛛膜

脑出血

脑内的出血原因以高血压居多。症状有手脚半身麻痹、意识障碍、语言障碍等。多为突发情况，倾向于在活动时发病。

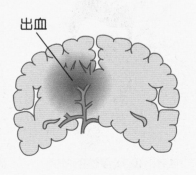

出血

警惕脑卒中和心脏病发作的前兆

脑梗死的前兆

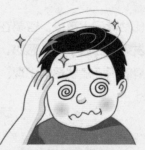

头昏眼花(晕眩)

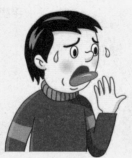

舌头不听使唤

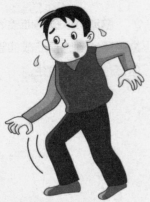

走路时突然倾斜一边

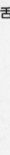

出现复视现象

手里握的笔或筷子突然掉落

脑出血的前兆　　　　　　心肌梗死的前兆

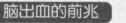

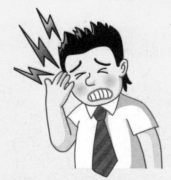

头部出现规律性的阵痛

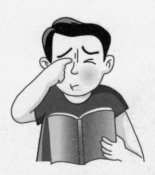

眼睛变得容易疲劳、干涩

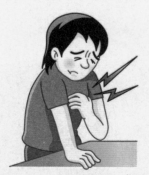

胸口突然绞痛

高血压治疗要达到的效果

降低心血管病的死亡率和病残率

治疗高血压的主要目的是最大限度地降低心血管病的死亡率和病残率。这就要求医师在治疗高血压的同时，为患者指出其生活中所有存在的危险因素，如吸烟、饮食中胆固醇过高等，此外还要能及时地处理患者身上的各种症状。危险因素越多，心脑血管病发生率就越高，死亡率就越大，所以，对于医师和患者来说，紧抓这些致病因素，并进行控制是很重要的。

预防心血管疾病

心血管病与血压之间的相关呈连续性，研究表明，经降压治疗后血压降得越低，出现危险的可能性就越小。所以，各个年龄段及患这种并发症的高血压患者都应把目标定为：把血压降到正常血压值就可以了，老年人将血压降压到比正常值稍高些最为合适。

保护心、脑、肾

因为血压控制与肾脏保护的关系也是非常密切的，所以控制血压除了对心、脑、肾有益外，还有一些其他好处。大量研究资料表明，将血压控制在正常范围内，可以有效提高生活质量。专家指出，没有患高血压的老年人比患了高血压的老年人逻辑思维更清晰，记忆力更好，这说明血压水平对老年人的认知功能有相当大的影响。认知状态与血压值的增高呈递减关系，即舒张压越高，以后的认知功能越差。通过血压水平的测定，医师可以大致预测一个50岁的中年人在20年后，即其70岁时的认知功能水平。

明确治疗力度

高血压发展到晚期，严格控制血压的最低水平及其他危险因素尤其重要。按照心血管危险程度将患者分层，有利于医师决定哪类患者可以接受抗高血压的治疗。

控制收缩压和脉压水平

对于收缩压和脉压，专家经研究发现，比起舒张压水平，收缩压水平和脉压差能在更大程度上决定脑卒中的危险性。

通过对老年性高血压临床治疗试验分析，发现收缩压平均降低12～13毫米汞柱可以使死亡率下降，这个下降值较舒张压降低所产生的作用更为明显，具体表现为冠心病发病率下降了21%左右。

所以专家建议，作为高血压患者，一定要重视收缩压水平和脉压水平，这样可以有效降低心脑血管疾病的发病概率。

高血压治疗宜遵守的原则

每个高血压患者的年龄、病变性质、病变严重程度各不相同，有的高血压患者甚至还有其他一些严重的并发症，所以治疗方案也必然不尽相同。也就是说，治疗高血压不会有一个固定的模式，而只能有下列的一些基本原则。

◎治疗方案应尽量简便，容易被高血压患者接受，能够坚持长期治疗。

◎坚持治疗方法个体化的原则，要针对每个高血压患者的具体情况，作出治疗方案。无论是药物治疗，还是非药物治疗均应如此。

◎提倡有病早治，无病早防，强调医生与高血压患者要密切配合。

◎将血压控制到一个适当的水平，消除高血压带来的种种不适感，保证高血压患者的生活质量。

◎尽量减少高血压对心、脑、肾等重要器官的损害，并且逆转已经形成的损害。事实证明，高血压患者经过降压治疗后，心、脑、肾并发症明显减少，而对已有的并发症进行治疗，又可明显延长高血压患者的生命。

◎在降压治疗的同时，还需要防治心、脑血管并发症的其他危险因素，如左心室肥厚、高脂血症、糖尿病、高胰岛素血症、胰岛素抵抗和肥胖等病症。

自我测量血压法

自我测量血压是受测者在家中或其他环境下给自己测量血压，简称自测血压。自测血压可以提供日常生活状态下有价值的血压信息，在提示单纯性诊所高血压、评价降压效应、改善治疗依从性以及增强诊治的主动参与性方面具有独特优点。

自测血压的具体方法与诊所偶测血压基本上相同，可以采用水银柱式血压计，但必须培训柯氏音听诊法。一般推荐使用符合国际标准的上臂式全自动或半自动电子血压计。不推荐使用手腕式和指套式电子血压计。自测血压时，也以2次读数的平均值记录，同时记录测量日期、时间、地点和活动情况。

自测血压需注意的事项

减少衣着

上臂必须裸露或者仅有内衣。如果穿着过多，测得的血压不准确或者听不清柯氏音，血压读数常偏高，因为需要更高的气囊内压力来克服衣服的阻力与弹力。

注意气囊的长度和宽度

气囊的长度和宽度对准确测量血压极为重要。气囊的长与宽之比至少2：1，气囊长度至少应包裹80%上臂。一般成年人的臂围25～35厘米，可使用宽13～15厘米、长30～35厘米的气囊袖带。气囊过宽，测得的血压偏低；气囊太窄，测得的血压比实际血压高。

特殊人群血压读取方式

凡儿童、妊娠妇女、严重贫血、甲状腺功能亢进、主动脉关闭不全或压力降到零柯氏音才消失者，以柯氏音第IV时相定为舒张压。

正确读取收缩压

有时在柯氏音第I时相与第II时相之间出现较长的听诊间歇，可能造成收缩压读数偏低，应注意充气压力必须高到足以使桡动脉搏动消失。

特殊情况需多次测量血压，以取得平均值

心律不规则时准确测量血压较困难。长心动周期使该周期的舒张压下降而使下一周期的收缩压上升。偶发期前收缩影响不大，但频繁期前收缩或心房纤颤时影响较大，反复5～6次测量取平均值可减少误差。

选择舒适的环境，调控好心情

测量血压的环境应尽量安静，温度适宜。被测量者在测量前30分钟内禁止吸烟和饮咖啡。紧张、焦虑、疼痛、疲劳、膀胱内充满尿液等均影响准确测量血压。

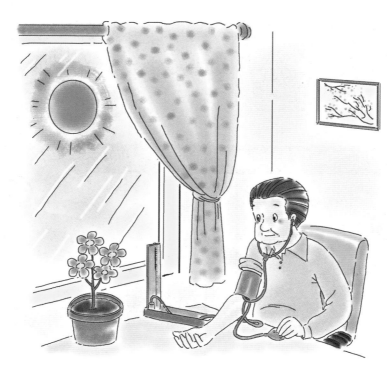

● 测量血压的环境应尽量安静，温度适宜。

自测血压前的准备工作

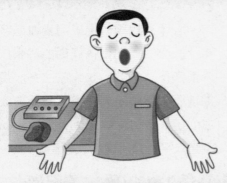

肩膀放松,做2~3次深呼吸

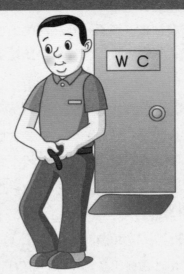

测量前先上厕所

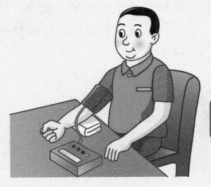

坐在椅子上测量,包好压脉带后，经过5分钟以上的休息，等安静下来后再测量血压

如果做过以下事项，必须等30分钟后再测量血压 ➤

◆ 运动
◆ 泡澡
◆ 用餐
◆ 聊天
◆ 喝茶、咖啡
◆ 抽烟
◆ 开会

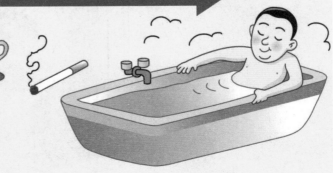

自测血压的正确操作方法

测量血压的注意事项

◆ 在安静的环境中测量。
◆ 尽可能每天在同一时段测量。
◆ 室内温度在20℃~25℃。

测量血压的正确姿势与方法

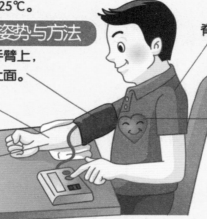

压脉带包覆在右手臂上，尽量不包在衣服上面。

手臂自然放松。

手臂和手腕要放在桌子上，完全伸直。手肘下方可以垫一条折好的毛巾，以固定手腕的位置。

脊背伸直坐好。

压脉带的高度和心脏一样。

压脉带的包覆法

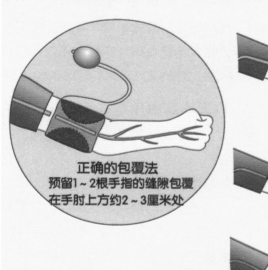

正确的包覆法
预留1~2根手指的缝隙包覆在手肘上方约2~3厘米处

以下的包覆方法无法测出正确数值

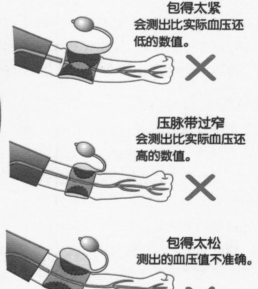

包得太紧
会测出比实际血压还低的数值。

×

压脉带过窄
会测出比实际血压还高的数值。

×

包得太松
测出的血压值不准确。

×

血压测量时的特殊情况

某些疾病

如多发性大动脉炎需测双上肢血压，以作对比。有些疾病，如主动脉缩窄、多发性大动脉炎等，还需测下肢血压。测下肢血压与测上肢血压相同，但患者应采取俯卧位，选用较宽的袖带，袖带缚于腘窝上方3～4厘米处，听诊器置于腘窝处动脉上，判定收缩压，舒张压方法同上。正常人两上肢的血压略有差异，两侧可有5～10毫米汞柱的差别。

上下肢血压差异常

袖带法测量时，下肢血压应较上肢血压高20～40毫米汞柱，如等于或低于上肢血压，则提示相应部位动脉狭窄或闭塞。见于主动脉缩窄、胸腹主动脉型大动脉炎、闭塞性动脉硬化、髂动脉或股动脉栓塞等。

脉压增大和减小

正常脉压差标准为30～40毫米汞柱。脉压>40毫米汞柱，称为脉压增大，主要见于主动脉瓣关闭不全、动脉导管未闭、动静脉瘘、甲状腺功能亢进和严重贫血、老年主动脉硬化等。脉压30毫米汞柱称为脉压减小，主要见于主动脉瓣狭窄、心力衰竭、低血压、缩窄性心包炎等。

两上肢血压不对称

指两上肢血压相差10毫米汞柱。主要见于多发性大动脉炎、先天性动脉畸形、血栓闭塞性脉管炎等。

短时间内测得血压相差大

严格地讲，应将相隔2分钟两次测得血压的平均值作为当时的标准血压，如果两次测得血压相差>5毫米汞柱，则隔2分钟再次测量，取3次读数的平均值。

血压计袖带不合适

会造成测得血压不准，血压计袖带内气囊至少应包裹上臂的80%，大多数人的臂围25～35厘米，宜使用宽13～15厘米、长30～35厘米规格的气囊袖带，肥胖者、臂围大者应使用大规格袖带，儿童用较小袖带。如气囊太宽，测得血压比实际血压低；气囊太窄，则测得血压比实际血压高。

白大衣高血压

患者在医院里测量的血压高，而在熟悉的环境如家里，没有医务人员的场所，则血压正常，实际并无高血压，是由于环境刺激造成的，与反射性的交感神经活动增强和副交感神经活动受抑制有关。因此，如果有条件的话，尽量做24小时血压监测，以免误诊误治。

高血压危象需特别注意

高血压危象简单地说是一种危险的高血压状态。无论是原发性高血压，还是继发性高血压，在病情发展的过程中，在一些诱因的作用下，血压在短时间内快速升高，造成人体许多脏器的功能严重受损，这就是高血压危象。

引发高血压危象的诱因一般有：强烈的情绪变化、精神创伤、心身过劳、寒冷的刺激和内分泌（如女性经期和绝经期）等。

高血压危象症状

剧烈头痛、头晕或眩晕，有的伴随植物神经系统紊乱症状，如兴奋、手足颤抖、发热、口干、出汗、皮肤潮红或苍白等。

胸闷、心悸、气急、视力模糊、腹痛、恶心、呕吐、尿频、尿少、排尿困难等。

严重者，尤其有靶器官病变时，可出现心绞痛、肺水肿、肾功能衰竭、高血压脑病等。

需要注意的是，有的患者不发生任何症状。导致患者以为自己没有什么不舒服，就认为没病、没有危险，这是十分错误的。对高血压而言，如果收缩压高于220毫米汞柱，或舒张压高于140～150毫米汞柱，不管有没有不舒服的感觉，都属于高血压危象，已经处于很危险的状态了。

除了血压升高的幅度和速度外，人体的各个器官是否因此而受到损伤也十分重要。有时虽然血压只是中度升高，而许多器官，例如，肺、心脏、脑血管、肾、眼底、主动脉出现了急性的严重损伤，且并发急性肺水肿、心肌梗死、脑中风、夹层动脉瘤等疾病，也属于高血压危象。

高血压危象的紧急处理

治疗的当务之急是让血压尽快下降，并维持在安全范围内，使受到损伤的脏器功能能够恢复。但如果降压过速、过甚，则会使原本受损的脏器血液供应显著减少，加重脏器的功能障碍。因此，当高血压急症来临时，患者千万不要自己吃几片药了事，而应该尽快到医院看病。医生会判断患者各个器官的受损情况，并根据血压的高低选择降压的方法及调整降压的速度。

高血压危象的预防

◎高血压患者应坚持服药，并经常监测血压变化，及时调整药物剂量。

◎平常应合理安排工作和休息，不宜疲劳，保证充足的睡眠。

◎戒除烟、酒及高脂饮食。

◎避免情绪产生较大的波动。

假性高血压

假性高血压说的是在医院或健康检查时测量的血压值正常，但在公司或家里等地方测量血压时血压都偏高的情况。这是因为在医院测量血压时人会比较放松，测量的血压值是相对准确的，但人在公司等办公地点时可能会变得心浮气躁，血压也会因为人的心境产生变化，导致了假性高血压的出现。此外，已被诊断为高血压的患者，在开始用药物治疗时，也有可能出现假性高血压。

假性高血压要引起重视

如果是假性高血压，患者又不重视，后果将会不堪设想。有数据显示，假性高血压患者脑卒中等疾病的发生率比血压正常的人高2倍以上。除此之外，虽然多次被医生检查出有心室肥大，抽烟肾脏异常，但应诊时的血压还是正常，这也可能是假性高血压。

因为假性高血压与压力有关，所以压力过大的上班族要特别注意。长时间大量吸烟的人出现假性高血压的概率比较高，也是需要多加注意的。

如何测量血压才能预防假性高血压

为了预防出现假性高血压，高血压患者在家里测量血压是必要的。在家测量血压时，应尽量选择测量上臂血压的仪器，每天早晚各测量1次，尽量在固定的时间进行。高血压患者要注意，测量血压前不能喝酒或洗澡，因为二者会使血压暂时下降，增加假性高血压出现的可能性。

高血压患者在家测量血压时，一般在第一次测量后的2～3分钟才可以测量第二次。把两次测量的血压记录下来后，如果发现血压过高，就应再去医院接受检查。一般医院都可以提供医疗用的测量24小时血压的血压计，可以挂在腰间24小时内持续测量血压，通过这项检查可以确定是否患了假性高血压。

假性高血压要注意清晨的高血压

假性高血压患者在晨起时血压值都是比较高的，这种清晨高血压又分为2种类型，一是从晚上到早上整个睡眠期间都有持续性高血压的夜间持续型，二是睡眠期间的血压是正常的，起床后血压立刻急速上升的清晨上升型。第一种清晨高血压情况比较严重，此类高血压患者易出现动脉粥样硬化和心室肥大的情况，脑卒中和心肌梗死的发病率也相当高。

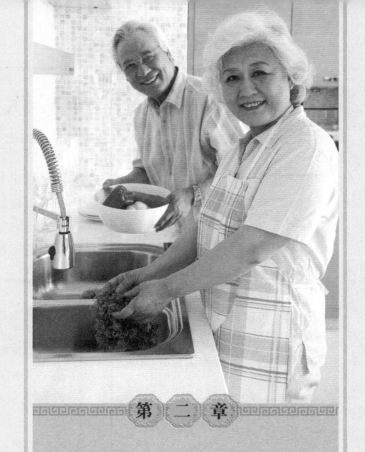

合理饮食，平稳降压

食物不仅能够解决人们的温饱问题，同时，它还对人体健康起着至关重要的作用。药物治病多少都会有些副作用，而食物疗法不仅没有副作用，同时还具有美味可口的特点。

高血压患者只要掌握了科学的饮食方法，就能够有效地将自身血压保持在平稳状态。

高血压患者日常饮食禁忌

一忌高摄盐量

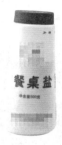

每天进食多少盐与高血压的发生、发展有着密切的关系。临床研究发现，高血压患者通过减少盐的摄入可以有效地降低血压。一般高血压患者去医院就医后，医生都会建议限制盐的摄取量。

盐的名称叫氯化钠，由钠与氯两种元素组成。盐进入人体后会分解成钠与氯两种离子，其中钠离子主要分布在组织细胞外边的液体中。健康的人，其肾脏可以把多余的钠离子通过体液排出体外，以维持水钠代谢的平衡。如果长期大量食用食盐，人体中的钠离子过多，超出了肾脏的承受范围时，钠离子就会大量蓄积在细胞外液中。钠在体内滞留，就会直接造成水的滞留，循环血量的增加，回心血量及心输出量均增加，最终导致血压的升高。此外，由于体内钠离子的增加，小动脉管壁会逐渐增厚，管腔会变得狭窄，增加了外周阻力；另一方面钠离子的增加会使小动脉管壁对血液中收缩血管的活性物质的敏感性增强，引起血管收缩，导致血压升高。所以，限制盐的摄取量对高血压患者来说是很重要的。

二忌多吃味精

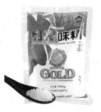

近年来的研究显示，味精作为调味品，少量使用后可调节食物的味道，增进食欲，也能被人体吸收。但多吃味精也能引起高血压，因此高血压患者应慎食。

三忌高脂、高胆固醇食物

高血压患者不宜长时间、大量地吃高脂、高胆固醇的食物，如蛋黄、动物内脏、鱼子、蟹黄、墨鱼等，主要原因是，实验证明，高脂、高胆固醇的食物与动脉粥样硬化的发生、发展关系密切。

40岁以上的高血压患者，即使血液中的胆固醇没有超标，也没有并发动脉粥样硬化，也要限制富含脂肪和胆固醇的食物，以防止动脉粥样硬化。

含动物性脂肪的荤腥食物或多或少含有胆固醇，但高血压患者也不必完全戒掉，最好可以根据胆固醇的水平及动脉粥样硬化的情况，适当予以限制。植物油有降低血中胆固醇的作用，而且含有较多的亚油酸，可以增强微血管的弹性，防止血管破裂，对预防和改善动脉粥样硬化有好处。

四忌饮食中缺乏钙

临床研究表明，人体缺钙会引起高血压。钙与细胞膜结合可以降低细胞膜的通透性，使血管平滑肌松弛。高钙可对抗高钠所致的尿钾排泄增加，钾离子对稳定细胞膜起重要的作用。维持高钙的摄入，可有效抵抗高钠的副作用。有专家认为，血压升高与甲状旁腺有关系。在人体中，甲状旁腺可产生一种耐高热的多肽物质，它是引起高血压的首要因素，高钙饮食可抑制这种多肽物质的产生。注意增加饮食中钙的供应和吸收，对高血压患者是有益的。常见的含钙较多的食物包括黄豆及其制品，奶及其制品，鱼类、蛋类、黑木耳、紫菜等，高血压患者要多多食用。

五忌饮食中缺钾

高血压的典型特征是动脉壁增厚，当给予足量的钾后，动脉壁便不会再增厚。出现这种现象的原因是，钾对血管有着保护作用，会防止动脉壁不受血压的机械性损伤，降低高血压和脑卒中的发病概率。钾的主要生理功能是维持神经肌肉的正常兴奋性，并直接参与肌肉的收缩。钾又是细胞内的主要正离子，对维持细胞内的渗透压起重要作用。高钾食物有降低血压，防止动脉胆固醇沉积、预防脑出血和保护肾脏、心脏的作用。

◎药补钾，首选氯化钾，这主要适用于服用利尿剂降压药治疗的患者。

◎食补钾，主要是多食含钾丰富的食物，包括瘦肉、牛肉、鱼类、海产品、小白菜、油菜、黄瓜、西红柿、橘子、香蕉、桃子、葡萄干等蔬果。

六忌一次性饮水过多

随着年龄的增长，血管会出现不同程度的老化。血管老化后，会失去弹性，血管壁变厚，血管内腔狭窄，血液循环不良。与此同时，随着年龄的增长，红血球与白血球等固体成分占的比率增高，尿素与尿酸等代谢产物的排泄不良，血液易变黏稠。这表明，年龄越大，发生脑梗死、心肌梗死等心脑血管疾病的概率越高。适量饮水可以稀释血液，但不可一次性饮水过多。每天增加饮水的次数，降低每次的饮水量，有益于降低血压。

七忌长期饱食

长期饱食并不是良好的饮食习惯，长期饱食对人体健康是无益的。因为经常饱食会使胃肠的负担加重，使消化液供应不足，引起消化不良。每餐饮食过饱，血液过多地集中在胃肠，使心脏、大脑等重要器官相应供血不足，以致使人感到困乏。长期饱食，营养也会超标，多余的营养会分布在皮下、肝脏、腹壁以及腹腔内的大网膜和肠系膜上，引发腹压升高、腹部向外突出。这些情况都会增加高血压患者的负担，加重高血压的症状，所以高血压患者要尽量避免吃的过饱。

八忌晚餐进餐时间过晚

晚餐过晚，食物未经完全消化就立即上床睡觉，对身体是不利的。尤其是有的家庭晚餐较为丰盛，蛋白质、脂肪会使血脂、血黏度、血糖、血酸等指标骤然升高，加上睡眠时血流缓慢，血栓也更易随之产生。长时间持续下去，消化系统功能渐趋低下或紊乱，高血压可能因晚餐过晚而发作更趋频繁。

除此之外，晚餐过晚还会导致身体发胖，这对于高血压患者来说是非常不利的。

九忌随意进补人参

人参是一味名贵的药材，滋补功效甚佳，可以减轻和防止疲劳，改善性功能，抗衰老。但服用人参也有一定的副作用，尤其是高血压患者更不能随意服用，否则不仅祛病效果不好，还可能造成身体损害。高血压患者若服用人参后，反而会使血压升得更高。

十忌长期大量饮酒

饮酒的量与血压升高呈正比，也就是说，喝酒越多血压越高。饮酒会使血压升高，引起交感神经兴奋，增加心脏输出量，间接增加引起肾素等血管收缩物质的释放。长期饮酒还会造成心肌细胞损害，使心脏扩大而发展为心肌病。

十一忌喝咖啡

有报告指出，在压力过大的状况下咖啡因会升高血压。一般而言，咖啡因能使血压上升5～15毫米汞柱，当血压超过140/90毫米汞柱时，对健康就有不利影响。另外，有些人认为自己长年喝咖啡，已经对咖啡因免疫了，然而事实并非如此，即使是长期喝咖啡的人，在喝一杯咖啡之后血压也会持续升高12小时左右。

十二忌饮浓茶

饮大量浓茶后，可加快心率，增加心脏负担。茶叶中的茶碱、咖啡因、可可碱等活性物质对中枢神经有明显的兴奋作用，能加快大脑皮质的兴奋过程，使脑血管收缩，这对已有脑动脉硬化和高血压的患者是一种潜在的危险，很可能促使脑血管病的意外发生。所以，凡是患有严重动脉硬化、高血压的患者，饮茶一定要慎重，至少在病情不稳定的时候，不要喝浓茶；此外，失眠也与睡前饮浓茶有关；高血压病患者如合并有胃溃疡、胃疼及贫血者也不宜饮茶。

十三忌老年高血压患者频繁聚餐

许多老年人都患有高血压，如果多次外出聚餐，就易发生意外事故。聚餐的时候，难免会与久别重逢的亲友长时间的交谈，高度兴奋的精神，激动的情绪，都易诱发心绞痛、心肌梗死或脑卒中等急性心脑血管疾病。也有临床资料表明，老年高血压患者外出聚餐很容易发生上述危险情况，所以要本着能不去就不去，即使去了也要节制饮食，限制酒量，控制情绪，避免饱食的原则，防止乐极生悲的意外发生。

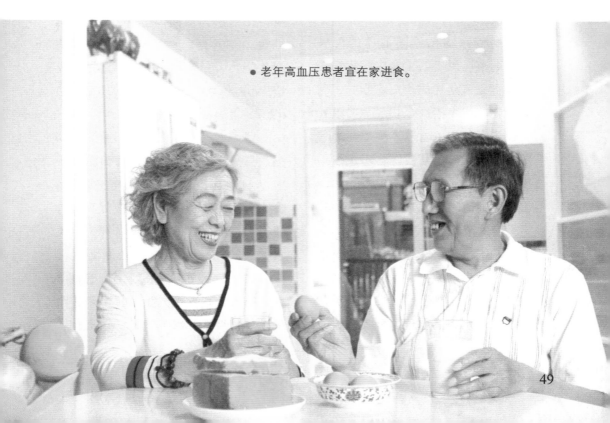

● 老年高血压患者宜在家进食。

巧手来配餐，营养又降压

高血压的配餐原则

　　早、中期高血压患者的降压配餐方案，宜在中国营养学会发布的《中国居民膳食指南》的基础上制订。在饮食上要遵循平衡合理、清淡可口、易于消化、营养丰富的原则。

　　晚期的高血压患者一般都会出现一些并发症，所以在制定降压配餐方案的时候，既要顾虑到高血压对饮食的要求，也要兼顾到其他并发症对饮食的要求。

　　有些专家提出过高血压的配餐方案：高血压患者的主食应该粗细搭配，副食宜富含优质蛋白、脂肪、碳水化合物、维生素、矿物质等微量元素，以均衡体内的营养。高血压患者在制定配餐方案时需要综合考虑以下情况：

◎根据高血压患者的血压值，查阅并确定相应的营养素摄入量。

◎根据不同的季节、市场的供应情况、高血压患者的生活习惯和经济承受能力，选择主副食品，然后根据营养素的摄入量将其合理地分配到一日三餐中。

◎根据高血压患者的具体生理、病理情况、饮食喜好等，结合《中国居民膳食指南》宝塔中的食物比例，调整高血压患者不同能量膳食的各类食物的进食量，"宝塔"共分为五层，包含每天应摄入的主要食物种类。"膳食宝塔"各层位置和面积的不同反映了各类食物在膳食中的地位和应占的比重。宝塔塔基为谷类、薯类及杂豆250~400克、水1200毫升；第二层为蔬菜类300~500克、水果类200~400克；第三层为畜禽肉类50~75克、鱼虾类50~100克、蛋类25~50克；第四层为奶类及奶制品300克、大豆类及坚果30~50克；塔尖为油25~30克、盐6克。

　　"膳食宝塔"建议的各类食物摄入量只是一个平均值。每日膳食中应尽量包含"膳食宝塔"中的各类食物，但无须每日都严格按照其推荐量。但在一段时间内，如一周，各类食物摄入量的平均值应符合建议量。

◎高血压患者可以把初步编制的食谱中每日营养素的摄入量计算出来，与确定的供给量标准作比较，以进行适当的调整。

◎在编制好一日食谱后，高血压患者可根据食物交换份法进行同类互换，编制一周食谱。

◎高血压患者在配制食谱时可以因地制宜，充分利用住所周边的资源，如农村土产品丰富，可以用栗子、花生等替代乳制品、肉类，或用蛋类替代水产品、肉类；牧区奶类资源丰富，可适当提高奶类摄取量；渔区水产品丰富，可适当提高鱼类及其他水产品的摄入量。

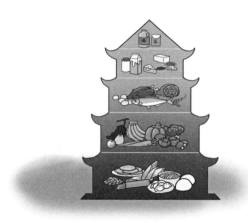

最流行的配餐法：复合饮食法

目前，针对高血压的饮食方案，流行着一种复合饮食法，7份蔬菜和水果，3份低脂食品，即鱼肉、瘦肉、鸡肉、低脂奶制品。实行这种配餐方案的高血压患者认为，这种复合饮食法对降低血脂、降低血压、降低胆固醇有明显的效果，可以有效地预防和改善心血管疾病。除此之外，他们在饮食方面还提出了其他意见。

◎**早餐吃甜瓜或酸奶：**甜瓜及酸奶中钾的含量比较高，对于高血压患者非常有益。

◎**多喝橙汁：**橙子中含有丰富的维生素C，由橙子榨取的橙汁保留了橙子中的维生素C，而维生素C又有助于血管扩张，每天喝点橙汁对控制血压是非常有益的。另外，高血压患者可以每天服用60毫克的维生素C片，或吃些维生素C含量较为丰富的食物，如柠檬、猕猴桃等，也可以起到相同的作用。

◎**吃些大蒜：**高血压患者每天吃2～3瓣大蒜是降压的简易方法。

◎**多吃鲑鱼：**实验证明，肥胖的高血压患者每日吃100克左右的鲑鱼，4个月后血压可下降约6毫米汞柱。

◎**面包不宜作为晚餐的主食：**面包中的小麦面粉会增加高血压患者体内的胰岛素，这会使得血压在数小时内骤然升高。

◎**补充钙：**实验证明，高血压患者每天补充1克钙，56天后可使血压下降1～2毫米汞柱。

◎**午餐后食用杏仁、芋头点心：**杏仁和芋头中所含的丰富的镁可以松弛血管壁，对降低血压大有好处。

经济健康的营养素配餐方案

一般体质的成年高血压患者，每日摄入的能量约为2600千卡比较合适，其中营养素的比例为：蛋白质12%，脂肪23%，碳水化合物65%左右。

餐次	内容	食物	用量（克）	蛋白质（克）	脂肪（克）	碳水化合物（克）	实际能量（千卡）
						高血压患者一日食谱与营养含量	
早餐	馒头	面粉	100	11.2	1.5	71.5	344.0
	牛奶	纯牛奶	200	6.0	6.4	6.8	108.0
	稀饭	大米	25	1.8	0.1	18.2	83.5
	椒盐花生	花生仁	20	4.8	8.9	4.2	116.2
	小计			23.8	16.9	101.3	651.7
午餐	米饭	大米	200	14.6	0.8	150.3	668
	炒三片	猪瘦肉	50	10.15	3.1	0.75	71.5
		豆腐干	50	8.1	1.8	5.4	70.2
		柿子椒	100	1.0	0.2	4.0	22.0
	紫菜汤	紫菜	10	2.7	0.1	2.3	20.7
		虾皮	5	1.5	0.1	0.1	7.3
	小计			38.1	6.1	170.0	859.7
晚餐	米饭	大米	150	11.0	0.6	113.1	501.0
	豌豆炒腰花	豌豆	100	7.4	0.3	18.2	105.0
		猪肾	50	7.7	1.6	1.7	48.0
		西红柿	100	0.9	0.2	3.5	19.0
	西红柿蛋汤	鸡蛋	25	3.2	2.75		39
	水果	西瓜	500	0.3			17.0
	小计			30.5	5.5	140.3	729
合计				92.0	28.5	412	2240

注：1千卡＝4.184千焦

蔬菜中的降压密码

高血压患者饮食宜清淡，也就是少肉多菜，这可以把血压维持在良好水平。但是如果高血压患者一点肉都不吃，是否可以有效预防和改善高血压呢？

专家指出，多吃蔬菜虽然对高血压病情有利，但配合不当的素食也会出现副作用，如食物单调会影响食欲、营养素不全面等。长期食素会减弱抵抗力，更易患上其他疾病。高血压患者宜根据自己的口味多吃蔬菜，如果不能全面吃素，便不要勉强。

素食者餐膳中的主要食物都是蔬菜，蔬菜又含有大量维生素C和果胶，这两种物质都对降血压有帮助。

维生素C可有效降压

实验研究表明，我们血液中的维生素C浓度愈高，血压值便愈低。高血压患者大多血管基底膜受损，会导致血压升高，而维生素C却有消除损伤血管基底膜的效果。

果胶降压功劳亦不小

果胶有助机体排出多余的胆固醇。胆固醇与高血压有着密切关系，高血压患者要小心避免胆固醇过高，一来可预防高血压，二来又可避免引起动脉硬化，预防并发症的发生。

除了维生素C和果胶，蔬菜还含有可帮助降低血压的其他微量元素，很多蔬菜中含有促进心肌活动必需的矿物质如钾、镁，二者可以有效地保护心血管健康。

降压DASH饮食法

DASH饮食提倡均衡地摄取六大类食物，有效预防和改善高血压。有专家发现，如果在饮食中能够进食足够的蔬菜、水果、脱脂牛奶，并尽量减少油脂摄取，就可有效地降低血压。所以，在国外常以DASH饮食来作为预防和改善高血压的饮食模式。DASH饮食原则总体来说可以归纳为以下几点，

◎均衡地摄取六大类食物。

◎适当的热量摄取，维持理想体重。

◎减少脂肪摄取，避免食用高脂肪肉类或乳制品，并减少烹调用油。

◎由奶类、蔬菜、水果中摄取足够的钙、镁、钾等离子，帮助控制血压。

DASH饮食一日饮食方案	
低脂畜禽肉、鱼类、黄豆制品	◎**每日建议摄取分量**：1200千卡，1600千卡，2000千卡；4份，4份，6份。
	◎**每一份分量**：30克煮熟的瘦肉或鱼，或半盒豆腐，或2/3块豆包，或2小块黄豆干。
	◎**食物选择建议**：应减少家畜等红肉的摄取，可以黄豆制品取代部分分量。此外，只选择瘦肉，避免肥肉和皮，并以蒸、煮、烫等少油的烹调方式来取代煎、炒、炸等多油的烹调方式。
	◎**营养诉求**：富含蛋白质和镁。
五谷根茎类	◎**每日建议摄取分量**：1200千卡，1600千卡，2000千卡；8份，10份，12份。
	◎**每一份分量**：1/4碗饭，或半碗面、粥，或一片吐司。
	◎**食物选择建议**：以全谷类为主，如：糙米、胚芽米、燕麦等。
	◎**营养诉求**：提供热量、富含纤维质。
蔬菜类	◎**每日建议摄取分量**：1200千卡，1600千卡，2000千卡；4份，4份，5份。
	◎**每一份分量**：100克生蔬菜，或半碗热蔬菜。
	◎**食物选择建议**：每日至少有2份深绿色蔬菜。
	◎**营养诉求**：富含钾、镁和纤维质。
水果类	◎**每日建议摄取分量**：1200千卡，1600千卡，2000千卡；3份，4份，5份。
	◎**每一份分量**：拳头大小果1粒，或香蕉半根，或莲雾2颗，或葡萄13粒。
	◎**食物选择建议**：尽量选择新鲜水果，连皮、果肉一起吃。
	◎**营养诉求**：富含钾、镁和纤维质。
坚果／种子／干豆类	◎**每日建议摄取分量**：1200千卡，1600千卡，2000千卡；0.5份，0.5份，1份。
	◎**食物选择建议**：包括花生、瓜子、葵瓜子、坚果类等食物，因食物本身含油脂，为高热量食物，所以不再油炸、油炒。
	◎**食物选择建议**：选择低脂或脱脂制品，避免选择全脂制品。
	◎**营养诉求**：虽富含油脂，但脂肪酸的成分主要为有益的单不饱和脂肪酸，所以可以适量食用，此外也富含镁和钾。

四季配餐方，健康吃一周

春季降压饮食原则

我国传统医学认为，春季是肝气最为旺盛的时节，容易患许多疾病，诸如高血压患者情绪易出现波动、血压易升高，故而宜在饮食中增加含钙的食物，另外还要少吃味酸的食品，以免损害脾胃。

春季一周配餐方案

	早餐	午餐	晚餐
星期一	脱脂牛奶250毫升，面包50克，鸡蛋50克，炝拌芹菜花生仁（芹菜100克，花生仁25克）	面条（面粉100克），清蒸鱼100克，砂锅豆腐100克，烧白菜片100克	米饭（大米100克），蚝油生菜200克，蒜薹炒瘦肉150克（蒜薹100克，瘦肉50克），丝瓜竹笋汤（丝瓜25克，竹笋25克）
星期二	豆浆250毫升，玉米面发糕（玉米粉50克），鸭蛋50克，炝拌菠菜100克	米饭（大米100克），香椿鸡丝（香椿100克，鸡肉50克），素炒丝100克，海带豆腐汤（海带15克，豆腐50克）	素馅水饺（面粉100克，蔬菜200克），糖醋白菜100克，洋葱炒肉（洋葱100克，瘦肉50克）
星期三	脱脂牛奶250毫升，葱油饼（面粉50克），炝拌黄瓜100克	米饭（大米100克），肉丝炒芹菜（瘦肉50克，芹菜100克），鸭块冬瓜汤（鸭块150克，冬瓜50克），拌茄泥150克	花卷（面粉100克），清蒸带鱼100克，素烧菜花100克，白菜豆腐汤（白菜150克，豆腐50克）
星期四	银耳粥（大米50克），蒸糕（面粉25克，玉米面25克），鸡蛋50克海米拌菠菜（海米115克，菠菜100克）	米饭（大米100克），炒牛肉芹菜（牛肉50克，芹菜100克），素烧菜花100克，鲫鱼豆腐汤（鲫鱼50克，豆腐50克）	玉米饼（玉米粉100克），炒肉蘑菇白菜片（瘦肉50克，蘑菇50克，白菜100克），素炒苦瓜100克，茄子炖土豆（茄子100克，土豆50克）

星期五	豆浆250毫升，馒头（面粉50克），小米粥50克，凉拌菠菜100克	米饭（大米100克），红烧带鱼100克，素炒绿豆芽100克，黄花木耳汤40克（黄花菜25克，黑木耳15克）	米饭（大米100克），炒肉蘑菇（肉50克，蘑菇100克），素炒菜花100克，小白菜汤100克
星期六	脱脂牛奶250毫升，小米粥（小米50克），馒头（面粉50克），凉拌洋葱干豆腐（洋葱50克，干豆腐25克）	米饭（大米100克），黑木耳烧豆腐（黑木耳15克，豆腐100克），素炒菠菜100克，海带排骨汤（海带15克，排骨50克）	白菜粉丝馅包子（面粉类100克，白菜200克，粉丝5克），鸡蛋炒韭菜（鸡蛋50克，韭菜50克），紫菜汤15克
星期日	小米粥（小米50克），发面小烧饼（面粉50克），酸牛奶250毫升，淡盐水煮花生25克	米饭（大米100克），红焖兔肉100克，炒肉芹菜（瘦肉50克，芹菜100克），西红柿蛋汤（西红柿50克，鸡蛋25克）	面条（面粉100克），肉末焖南瓜豆腐（肉末50克，南瓜100克，豆腐50克），炝拌海带丝50克
说明	本食谱平均每日提供蛋白质78克，脂肪23克，碳水化合物256克，热量6694.4千焦（1600千卡），植物油25克，胆固醇少于300毫克，盐5克。		

夏季降压饮食原则

夏季天气炎热，尤其是三伏天，人们多躲在家里避暑，此时吃些寒凉的食物可以消暑解热。在夏季，人们可以把小米、大麦等作为主食，还可将水果、西瓜等寒凉食物作为零食。在此，专家强调，人们不可过量食用冷藏食品。

夏季一周配餐方案

	早餐	午餐	晚餐
星期一	豆浆250毫升，素馅包子（面粉100克，蔬菜200克）	米饭（大米100克），素炒菠菜150克，西红柿炖牛肉（牛肉50克，西红柿150克）	米饭（大米100克），素烧萝卜150克，木须肉（鸡蛋50克，瘦肉50克，黄瓜50克，黑木耳10克，黄花菜10克）

星期二	脱脂牛奶250毫升，面包100克，五香花生仁25克	米饭（大米100克），拌黄瓜100克，清蒸鲫鱼100克，香菇扒油菜（香菇150克，油菜150克）	面条（面粉100克），炝拌白菜丝胡萝卜丝（白菜100克，胡萝卜25克）
星期三	小米粥（小米50克），面包夹香肠和生菜50克，鸡蛋50克	米饭（大米100克），拌茄泥150克，鲶鱼豆腐（鱼50克，豆腐100克）	豆沙包（面粉100克，芸豆30克），炝拌藕片100克，素炒卷心菜150克
星期四	脱脂牛奶250毫升，鸡蛋50克，玉米面发糕（面粉50克），炝拌青菜100克	花卷（面粉100克），清蒸鸡100克，肉炒三片（肉50克，三片各50克），甩袖汤25克	绿豆小米粥（绿豆25克，小米25克），牛肉炒芹菜（牛肉50克，芹菜150克），炝拌白菜丝100克
星期五	绿豆粥（大米50克），烧饼50克，炝拌菠菜花生仁（菠菜100克，花生仁25克）	米饭（大米100克），软炸虾仁50克，肉炒苦瓜（瘦肉50克，苦瓜150克），西红柿鸡蛋汤（西红柿50克，鸡蛋25克）	素馅饺子（面粉100克，蔬菜200克），清炒豌豆100克，拌海带丝50克
星期六	脱脂牛奶250毫升，花卷50克，蒜泥黄瓜100克	米饭（大米100克），炝拌青菜100克，猪肉炖豆角（猪肉50克，豆角150克），冬瓜丸子汤50克	油饼（面粉50克），芹菜粥（芹菜20克，大米50克），炝拌茼蒿菜150克
星期日	绿豆麦片粥（绿豆15克，麦片50克），素馅包子（面粉50克，素馅100克），鸡蛋50克	米饭（大米100克），肉片蘑菇（肉50克，蘑菇100克），红烧黄花鱼100克，淡菜黄瓜汤（淡菜15克，黄瓜50克）	荷叶粥（大米50克），花卷（面粉50克），虾米油菜（虾米15克，油菜150克），凉拌豆腐丝50克
说明	本食谱平均每日提供蛋白质64克，脂肪25克，碳水化合物240克，热量6870.1千焦（1642千卡），植物油20克，胆固醇少于300毫克，盐5克。		

秋季降压饮食原则

　　早秋天气燥热，饮食应以滋阴润燥为主；晚秋则应以祛寒滋润为主，同时还可以适量增加蛋白质和热量较高的食物。吃些汤粥可以祛除秋燥，除了常见的秋梨粥、百合汤之外，还可以吃栗子粥、红枣汤等，以全面补充维生素和蛋白质。

秋季一周配餐方案			
	早餐	午餐	晚餐
星期一	豆浆250毫升，花卷（面粉50克），拌黄瓜100克	红豆米饭（大米100克，红豆20克），冬笋炒肉丝150克，素炒芹菜100克，白菜虾仁汤75克	玉米面100克，清蒸鲤鱼100克，炝拌土豆丝100克，豆腐汤50克
星期二	小米粥（小米50克），面包50克，花生仁25克	米饭（大米100克），红焖鱼100克，素炒卷心菜100克，豆苗鸡蛋汤（豆苗50克，鸡蛋25克）	米饭（大米100克），肉末豆腐（瘦肉末25克，豆腐100克），炝拌白菜丝150克
星期三	玉米羹（玉米50克），馒头（面粉50克），鸡蛋50克	米饭（大米100克），素拌茄泥150克，红烧鸡翅100克，虾皮紫菜汤（虾皮15克，紫菜10克）	米饭（大米100克），木须肉（黄瓜50克，鸡蛋50克，瘦肉50克，干木耳10克，黄花10克），素炒玉瓜100克，炝拌莴笋丝100克
星期四	脱脂牛奶250毫升，包子（面粉50克，素馅100克），炝拌圆白菜100克	米饭（大米100克），苦瓜炒瘦肉（苦瓜150克，瘦肉50克），清蒸鱼100克	绿豆小米饭（小米90克，绿豆10克），牛肉炒芹菜（牛肉50克，芹菜150克），炝拌海带丝50克
星期五	肉末菜粥（大米50克，肉末25克），花卷（面粉50克），炝拌绿豆芽100克	米饭（大米100克），炒肉洋葱（瘦肉50克，洋葱150克），素炒油菜100克，冬瓜丸子汤（冬瓜50克，丸子50克）	米饭（大米100克），素炒豌豆海带（豌豆100克，海带25克），炝拌芹菜100克

星期六	脱脂牛奶250毫升，豆沙包（面粉50克，豆沙10克），鸡蛋50克	米饭（大米100克），清水鸭100克，炒白菜木耳（白菜100克，黑木耳50克）	米饭（大米100克），虾米炒冬瓜（虾米15克，冬瓜150克），炝拌小菜100克
星期日	燕麦片粥（燕麦片50克），面包50克，脱脂牛奶250毫升，盐水毛豆25克	红豆米饭（大米100克，红豆25克），素炒生菜250克，砂锅豆腐100克，甩袖汤25克	面条（面粉100克），苦瓜炒瘦肉（瘦肉50克，苦瓜150克），白菜虾仁汤（白菜50克，虾仁25克）
说明	本食谱平均每日提供蛋白质79克，脂肪22克，碳水化合物250克，热量6610.72千焦（1580千卡），植物油25克，胆固醇少于300毫克，盐5克。		

冬季降压饮食原则

在冬季，天气很寒冷，高血压、心脑血管病患者在冬季容易出现突发情况，应注意保暖。除防寒保暖外，也要注意根据天气情况调整营养的摄取。冬季要增强御寒能力，宜增加温热性食物的进食量，能温补肾阳的食物最好，因为这些食物可以增加血流速度，增加人体的御寒能力。在烹调肉食的时候加一些八角、花椒等性辛热的调味品，这样可以增加食物温热的功效。

冬季一周配餐方案

	早餐	午餐	晚餐
星期一	素馅包子（面粉100克，素馅200克），麦片粥50克	米饭（大米100克），素炒菠菜100克，洋葱炒肉（洋葱150克，瘦肉50克），虾仁冬瓜汤（虾仁125克，冬瓜50克）	米饭（大米100克），炒肉丝芹菜（瘦肉50克，芹菜100克），西红柿炒鸡蛋（鸡蛋50克，西红柿100克）
星期二	脱脂牛奶250毫升，发面饼（面粉50克），卤花生仁25克	米饭（大米100克），炒肉木耳（瘦肉50克，水发黑木耳100克），水煮基围虾100克，瓜片汤50克	米饭（大米100克），素烧胡萝卜150克，地三鲜（土豆50克，茄子50克，青椒50克）

星期三	豆浆250毫升，玉米面发糕（玉米50克），炝拌海带丝25克	米饭（大米100克），红焖排骨100克，素拌茄泥150克，紫菜汤15克	米饭（大米100克），木须肉（瘦肉50克，鸡蛋50克，黄瓜50克，黑木耳10克，黄花10克）
星期四	脱脂牛奶250毫升，豆沙包50克，鸡蛋50克	米饭（大米100克）、清蒸鱼100克，炒鲜蘑白菜（鲜蘑50克，白菜150克），海参汤50克	绿豆小米饭（绿豆20克，小米80克），炒豌豆海菜150克（豌豆100克，海菜50克），剔炒牛肉芹菜（牛肉150克，芹菜150克）
星期五	大米粥（大米50克），鸡蛋50克，玉米面饼（玉米粉50克），黄豆雪里蕻（黄豆25克，雪里蕻50克）	米饭（大米100克），虾米菠菜（虾米15克，菠菜150克），炝拌青菜100克，海带木耳羹（海带25克，黑木耳25克）	花卷（面粉100克），炒油豆腐芹菜（油豆腐50克，芹菜150克），清蒸鸡100克
星期六	豆沙包50克，大米粥50克，炝拌芹菜花生仁125克（芹菜100克，花生仁25克）	米饭（大米100克），炒洋葱土豆片（洋葱100克，土豆50克），肉末茄子煲（肉末25克，茄子150克），冬瓜丸子汤50克	馄饨100克，清炒四季豆100克，鸡丝白菜（鸡肉50克，白菜100克）
星期日	豆浆250毫升，素馅包子（面粉100，蔬菜200克）	米饭（大米100克），炒肉片蘑菇（瘦肉50克，蘑菇100克），拌刺菜100克，清蒸鸭100克	红豆大米饭（大米100克，红豆20克），虾米油菜（虾米15克，油菜150克），凉拌豆腐丝50克
说明	本食谱每日提供蛋白质75克，脂肪22克，碳水化合物278克，热量6987.28千焦（1670千卡），植物油25克，胆固醇少于300毫克，盐50克。		

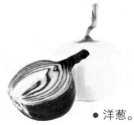

● 洋葱。

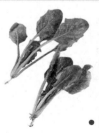

● 菠菜。

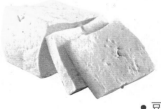

● 豆腐。

高血压患者外出饮食策略

常见外食对血压的影响

对于上班族中的高血压患者来说，在外用餐时注意食物的选择、进食技巧、避免高盐油的饮食，才可以有效控制血压。人们在外食时，无法控制，也不了解食物材料选择、烹调方式等，如果稍不注意，就有可能为高血压埋下隐患。因此，高血压患者在外用餐时务必小心，要严格控制饮食。下面介绍一下外食中常见的几种食品。

汤

汤中含一定的盐分、味精等调料，高血压患者喝了会致血压升高。

咸甜食品

在吃自助餐时，糖醋菜肴、泡菜、蜜饯等是比较常见的，高血压患者往往美味当前，忽略了在甜、酸味道下隐藏的咸味，很可能在不知不觉中就摄入了过多的盐分。一旦摄入过多的盐分，就很容易导致血压升高。

凉拌菜

在夏季，许多饭店会提供一些凉拌菜品，这些餐前开胃小菜都是用盐腌制而成的，含盐量相当高，高血压患者要尽量不吃或少吃。

盐水浸泡过的蔬果

在饭店中，为了防止材料变质，很多蔬菜都是冷冻过的，厨师们为了防止在制备的过程中蔬果变色影响色泽，通常会把它们浸泡在盐水中。高血压患者在外食的时候需要格外注意这些隐患。

速食食物

许多饭店里提供的罐头食品、火锅料、香肠、鱼子等速食食品，通常添加了许多盐、味精或其他调料来增加食物美味。为了改善食物的组织及腐坏性，还可能添加了含钠的防腐剂，增加了钠盐的含量，是高血压患者应禁食的食物之一。

西点

西点中都会添加含钠量极高的发粉小苏打，高血压患者要有意识地控制西点的进食量。

调料

大部分调料都含有大量的钠，高血压患者尽量不要食用。

外出健康饮食的策略

上面介绍了许多高血压患者应该多加注意的外食，这是否说明所有的外食都不健康呢？答案当然是否定的，高血压患者只需要了解一些外食的小技巧，遵循健康外食的原则，远离那些可能促使高血压进一步发展的外食，就可以在饭店吃出健康。

◎高血压患者在吃菜或吃面的时候，千万不要吃菜汤，也不要喝面汤，夹菜的时候尽量夹上面的，并将汤汁滴干后再食用。

◎高血压患者在用餐时，不要在菜中加调料或用菜蘸酱吃。

◎高血压患者在外食的时候不吃脂肪含量很高的肥肉和肉皮，油炸的食物也要在去除油炸皮后再食用。

◎高血压患者在外食的时候要注意多吃蔬菜。

◎高血压患者在外食的时候应避免动物肝、动物脑、动物心、动物内脏、蟹黄、鱼卵、鱼子等高胆固醇的食物。

◎高血压患者在外食的时候应避免食用油和调料多的炒饭、炒面等，尽量吃白米饭。

◎高血压患者在外食的时候应选择新鲜食材制作的菜品，避免食用加工过的食品。

◎高血压患者在外食的时候应选择经过清蒸、水煮、凉拌、烤、烧、炖等少油烹调的健康菜肴。

◎高血压患者在外食的时候要勇于向老板提出自己的烹调要求，如请老板不在饭上淋肉汁、少加些盐、不加辣椒等。

◎高血压患者在外食的时候宜选择套餐、定食等有固定分量的餐厅，避免饮食过饱。

◎高血压患者在外食的时候不要去吃西式快餐，因为它们含钠量都很高。

◎高血压患者在外食的时候要养成阅读营养标志的习惯，确认是否适合购买或食用。

● 高血压患者外食时不宜吃过多油腻的食物，不宜吸烟、饮酒。

不同证型高血压患者的饮食禁忌

不同证型高血压的体征与食物禁忌

高血压证型	体征	服药期间食物禁忌
肝阳上亢型	肝阳上亢型高血压患者大多伴有明显的热象	温热助阳的食物，如辣椒、韭菜、胡椒、芥末、大蒜、蒜薹、生葱、洋葱、桂圆、杏、荔枝、椰子、李子等温热性蔬果。
		腥荤性热的食物，如鲤鱼、草鱼、鳝鱼、鲫鱼、鲢鱼、带鱼、龙虾、对虾、河虾、鲜贝、羊肉、母鸡肉、肥猪肉、蛇肉、鹌鹑肉、羊奶、奶酪等避免食用，以免阳热益盛而其症难平。
痰浊中阻型	痰浊中阻，脾胃纳呆	肥甘腥膻难化的食物，如肥猪肉、母鸡肉、羊肉、牛肉、鸭肉、鹌鹑肉、蛇肉等肉类。
		鱼腥类的食物，如鲤鱼、鳝鱼、鲫鱼、带鱼、草鱼、鲢鱼、鲳鱼、鱿鱼、甲鱼、乌鱼、海蛤、海螺、海蟹、河蟹、海蜇、海参、鲜贝、龙虾、对虾、河虾、蜗牛等。
		阻滞气碍胃、引动痰湿的发物，如牛奶、羊奶、奶酪、鸡蛋、鸭蛋、鹌鹑蛋、油炸类食物等。
		应尽量不食或少食寒凉生冷的食物，以免再伤中阳。
气血亏虚型	本类患者大多伴有明显的全身虚弱症状，不耐寒热	大寒大热的发物，如辣椒、韭菜、芥末、胡椒、花椒、大蒜、蒜薹、生葱、洋葱、羊肉、母鸡肉、蛇肉、鳝鱼、鲫鱼、鲢鱼、鲤鱼、龙虾、对虾、河虾、鲜贝等。
		性偏寒凉的食物，如生黄瓜、生荸荠、生萝卜、生西红柿、柿子、生梨、西瓜、海蛤、海螺、海蛎子、海蟹、河蟹、蜗牛、甲鱼、乌鱼、鸭肉等。
肾元亏虚型	肾阴不足者，胃阴必虚；肾阳不足者，脾阳必衰	温热的食物，如辣椒、胡椒、花椒、韭菜、芥末、大蒜、蒜薹、生葱、洋葱、杏、石榴、栗子、荔枝、椰子、羊肉、狗肉、蛇肉、鳝鱼、鲫鱼、龙虾、对虾、河虾等。

高血压合并症饮食策略

高血压合并肾脏病的饮食策略

高血压与肾脏疾病有着很密切的关系。肾素、血管紧缩素分泌增加，会引起高血压；高血压会导致肾脏动脉硬化，让肾脏组织遭到破坏，进而导致肾萎缩，最后引发尿毒症。

在前尿毒症状态时，肾脏无法浓缩尿液，导致大量尿液排泄出去，患者会出现口渴、想大量喝水的情况；由于身体缺水，皮肤会变干燥；因为血液中的代谢废物不断增加，会出现贫血、易疲劳、头痛、头昏、食欲差、骨质软化、昏迷等症状。

患有尿毒症的人在人工肾脏透析的同时，要积极控制血压，降低肾脏功能恶化的程度。高血压并发肾脏病的患者要注意盐、水、蛋白质、钾、磷及淀粉的摄入量。

盐

盐分的摄取量与血压成正比，患者可按照肾病及水肿的不同程度给予不同的钠限制，每天盐摄取量一般要控制在5克以下。肾衰竭时，要视尿量而定，少尿期而又未进行透析治疗者，盐的摄取量要控制在1.3～2.5克之间；使用了透析治疗的患者其盐摄取量控制在3.5～5克之间即可。

水

注意水的摄入量与排出量的平衡，肾衰竭时每日水分摄取量应在以前一日排尿量上再加500～700毫升。

蛋白质

若肾病患者的血液有含氮废物的积留，就需要减少蛋白质的摄取量，一般建议量为每日每公斤体重0.8～1克。按照肾病程度给予不同程度的蛋白质量限制，除量的限制外，还应注意摄取的蛋白质的质，应有60%以上来自牛奶、蛋白、肉鱼类、黄豆制品等食物的优质蛋白。对于进行透析治疗的患者，蛋白质的量可为每天每公斤体重1～1.4克。

钾

如果肾病患者尿量减少、血钾过高，饮食就需要减少钾的摄取量。烹调时，可以先将含钾丰富的蔬菜氽烫后再烹调，这样可以减少食物中的大部分钾。

磷

肾病患者血磷过高时，就需要减少磷的摄取量。磷的主要食物来源有蛋黄、动物内脏、杂粮、酵母等。

淀粉

如果患者的饮食需要限制优质蛋白，补充低蛋白来满足身体总热量的需求，则可以食用冬粉、米粉、西谷米、莲藕粉等含淀粉多的食物。

高血压合并糖尿病的饮食策略

高血压合并糖尿病的患者很容易出现血管及神经并发症，应经常注意测量血糖及血压值。高血压合并糖尿病会表现出许多症状，如多吃、多喝、多尿、体重减轻、易累等。高血压合并糖尿病的患者总体来说应该注意以下几点：

控制总热量

对于高血糖患者来说，只要是有热量的食物就会影响血糖值，其中主食、水果、奶制品等对血糖影响最大。为了配合疾病的治疗，患者需要在一定程度上控制热量的摄入量。

少食多餐

首先需要说明的是，并不是所有的糖尿病患者都需要少食多餐。如果能够遵循少食多餐的原则，则可以减少身体对酮类物质的代谢负担，从而

●糖尿病患者在饮食上要注意三大营养素的比例。

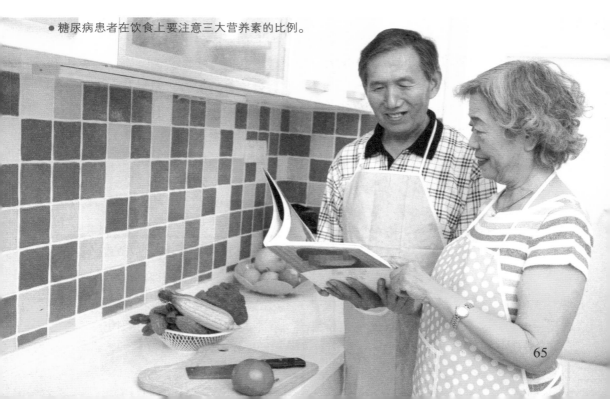

有效避免饭后的血糖值太高的情况。少食多餐有这样一个问题，就是餐数过多可能会增加一天的总热量，增加身体的负担。

均衡饮食

关于糖尿病患者的饮食对蛋白质、脂肪、糖类等三大营养素的分配比例，现在还存在着较大的争议。如果糖类过少，蛋白质和脂肪摄取的过量，就会产生血脂肪代谢异常、肾脏负担增加的情况。有肾脏疾病和血脂肪代谢异常的糖尿病患者，饮食中的三大营养素比例需要根据实际情况做出不同的调整。

避免肥胖

血压高并发糖尿病的患者有许多肥胖的，许多调查研究结果显示，体重太重会增加胰岛素的抗性及身体的需要量。如果肥胖者适当减肥，则可以提高胰岛素的敏感度，减轻已经功能衰退的胰脏负担。

增加膳食纤维

高血压并发糖尿病的患者每日宜摄取20～30克膳食纤维。膳食纤维可以增加患者的饱腹感，降低对热量的摄取。有研究显示，多补充膳食纤维可减少身体对胰岛素的需要量，能缓解肾脏的负担。富含膳食纤维的食物包括谷类、蔬果。另外，五谷类和蔬果还富含钾、镁等矿物质，有助于控制血压。但谷类、水果是糖类的主要来源，高血压合并糖尿病的患者应多加注意。

少油

如果过多地摄入单不饱和性脂肪酸、高胆固醇，很容易导致动脉血管粥样硬化、血管栓塞等病症。作为患心脏血管疾病的高危险群者，日常的饮食宜减少动物性脂肪食物的摄取，不吃或少吃动物油脂、肥肉、皮、蛋黄等食物，还要多采用低油的烹饪方法以保护血管的健康。

慎食低升糖指数食物

升糖指数指的是以白面包或葡萄糖为参考食物，分别比较含糖类食物的血糖反应得出的一个数值。升糖指数受烹调方式、烹调时间、膳食纤维含量、食物形态、配餐食物等诸多因素的影响比较大，而且一种食物没有一个完全固定的升糖指数。低升糖指数的食物可能含有丰富的油脂，糖尿病患者不可因是低升糖指数的食物，就放松警惕。

高血压合并其他心血管疾病的饮食策略

高血压只有在加大心脏负担的情况下，才能把血液顺利地输送至各个组织，而导致心脏肥大。在这种情况下，冠状动脉硬化会使流入心肌的血液出现不足的现象。因为心脏功能不好，血液会在肺部充血，进而增加肺泡内的分泌物，引起呼吸困难，一般情况下会出现气喘、咳嗽的症状，严重时会出现水肿、尿量减少、缺氧等情况，严重威胁了患者的生命健康。注意饮食，在方方面面多加注意，有助于改善以上不利于健康的症状。

注意总热量

高血压性心脏病患者每日饮食的总热量宜限制在每天1000～1200千卡，以便控制体重，减轻心脏负担。

以不饱和脂肪酸为主

总脂肪的摄取要低于总热量的30%，还要减少饱和性脂肪酸的摄取量，增加不饱和脂肪酸的摄取量，每日胆固醇的摄取量宜小于300毫克。

低盐饮食

要预防水肿，每日的盐摄取量控制在5克以下。

少食多餐，食用流质食物

尽可能地少食多餐，不吃过热或过凉的食物，在进食时小心吞咽，因为大块的食物会压迫心脏。如果患者刚刚发作过心脏疾病，饮食则应以流质食物为主，尽量不吃高纤维、易产气、低热量的食物，避免增加心血管的负担。

多吃蔬果

水果中含有较为丰富的水分、膳食纤维，可以有效地避免便秘，这对高血压患者来说有很多好处。如果高血压患者便秘了，排便用力可能造成血压骤然升高，进而引发血管栓塞、中风等突发的危险情况。除此之外，蔬果中的含钠量较低，大多数又富含维生素A和维生素C，可以有效抵抗和消灭自由基保护血管。

慎用酒精类饮料

少量的酒精可以保护抵抗冠状动脉心脏病，但若长期大量饮用就会使血压上升。而且酒精会影响血脂肪、尿酸的正常代谢，如果高血压患者伴有高脂血症和高尿酸，则应当尽量避免饮酒。

注意水分

水有硬水和非硬水的区别，硬水含有较多的钙、镁等矿物质，硬水地区心脏血管疾病的发生率和死亡率稍低于非硬水地区。在心脏衰竭时，水的摄取量会受到限制，营养的吸收和输送也会受到影响。另外，水分减少了还可能会造成便秘，对高血压患者来说是非常不利的。若条件允许，高血压患者可以适量饮用硬水。

降压好途径——健康烹调法

作为一名高血压患者，你知道哪种烹调方式可以保留住有益于降血压的营养素吗？在营养师的眼里，好的厨师不仅可以做出色、香、味俱全的美食，更重要的是能最大限度地保留对人们最有益的营养。在烹调过程中，如果稍不注意，就可能因为食材搭配不合理、烹调方法错误或者没控制好火候而致使营养大量流失。为了能够更好地控制血压，找回原有的健康生活，高血压患者及其家属要尽量使用健康的烹调方法。

主食健康烹调法

主食在烹调前一般都会经淘洗等方式去除砂石、秕谷等杂质，在这个过程中要注意，淘米水温不宜过高，不宜用力搓洗，不宜多次淘洗，以保留米粒中的营养。淘完米后先将米浸泡2个小时再煮饭；熬粥、烙饼等不宜放碱；发酵最好用酵母，烹调方法最好以蒸、煮、焖为主。

副食健康烹调法

首先要注意选购新鲜的蔬菜和肉类，烹调方法应以炖为主。尽量不要采用煎、炸的烹调方式，因为高血压患者不宜食用油煎及熏烤的食物。

动物性食物以快炒为主

肉类和蛋类在烹调过程中除水溶性营养素外，其他营养素流失不大。肉类食物宜切成丝，用大火快炒。蛋类则不管用哪种烹调方法，维生素的流失都在10%以内。

烹调蔬菜掌握火候最重要

蔬菜营养素的损失与烹调方式密切相关。处理蔬菜宜先洗后切，丝不宜切得过细，也不宜长时间浸泡，最好能现吃现切现做。为让菜肴的口味更好，有些原料可以用沸水做氽烫处理，有些原料可以做挂糊、上浆、勾芡处理。烹调蔬菜要掌握好火候，用急火快炒法最好，营养保留得最多。

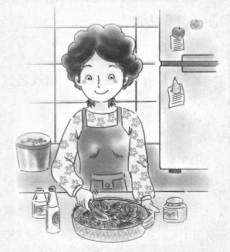

● 应针对不同的材料选择不同的烹调方法。

第三章

特效降压营养素，血压平稳好状态

营养素是促进人体生长发育，保持人们健康所必不可少的成分。人体所需营养素可达上百种之多，每种营养素都有其独特的作用。有些营养素能够起到扩张血管，促进血液循环的作用，高血压患者多进食这些营养素，可有效控制自身的高血压病情。

膳食纤维

膳食纤维对人体来说，是一种不可或缺的营养元素。它主要来源于植物的细胞壁，包含纤维素、半纤维素、树脂、果胶及木质素等。膳食纤维在保持消化系统健康上扮演着重要的角色，摄取足够的膳食纤维，可以有效预防消化系统疾病。

食物来源

【豆　类】红豆、黄豆、黑豆

【五谷类】玉米、小米、大麦、荞麦、黑米、高粱米

【蔬菜类】小白菜、白萝卜、空心菜、茭白、韭菜、蒜苗、黄豆芽

【水果类】苹果、草莓、梨、山楂

【菌菇类】香菇、口蘑、鸡腿菇、平菇、金针菇

主要作用

增加饱足感＼调整糖类代谢＼降低血中胆固醇含量＼刺激肠黏液分泌的作用＼预防动脉硬化＼调整脂肪代谢＼增加牙齿的咀嚼运动＼促进肠道蠕动＼调整肠道细菌生态

缺乏表现

便秘＼疲劳倦怠＼头痛＼皮肤粗糙＼口气不佳＼肠道坏菌丛生

降压原理

水溶性膳食纤维能结合胆酸，强化胆酸的代谢，促使胆固醇转化为胆酸，进而达到降低胆固醇的功效，可预防动脉硬化与高血压。非水溶性的膳食纤维则能抑止脂肪与钠的吸收，有降低血压的作用。

合理摄取量

成年人　25～35克。

特别提醒

◎通过保健食品来补充膳食纤维，却未摄取充足的水分，反而容易便秘。

◎摄入过量的膳食纤维也可能会阻碍矿物质及脂溶性维生素的吸收。

◎当一次性大量地摄取膳食纤维时，非常容易出现胀气的症状。所以，高血压患者补充膳食纤维时，应该慢慢增加用量。

◎胃功能差者多食膳食纤维反而会对胃肠道造成刺激。

维生素C

维生素C，别名是抗坏血酸，是一种水溶性维生素，是高等灵长类动物与其他少数生物的必需营养素。维生素C的主要作用是提高免疫力，预防癌症，保护牙齿和牙龈等。另外，坚持按时服用维生素C还可以使皮肤黑色素沉着减少，从而减少黑斑和雀斑。

食物来源

【蔬菜类】圆白菜、芥蓝菜、青椒、西红柿

【水果类】番石榴、橘子、柠檬、橙子、草莓、樱桃、猕猴桃

主要作用

抗癌＼保护血管＼预防坏血病＼促进胶原的形成＼保护维生素A、维生素E＼降低血液中的胆固醇＼提供肠胃道酸性环境＼抗氧化＼强化免疫力＼促进伤口愈合＼增强白血球活性＼维持骨骼正常运作＼促进小肠吸收铁、钙

缺乏表现

疲倦烦躁＼牙龈出血＼毛囊出血＼缺铁性贫血＼伤口不易愈合＼骨骼与牙齿发育不良＼体重下降＼皮下出血＼毛囊角质化＼肌肉关节疼痛＼皮肤色素沉淀

降压原理

自由基是一种与高血压有关联的化合物，摄入维生素C可以消除自由基，使血压降低。因为维生素C是抗氧化剂，可以通过保障体内能舒张血管的一氧化氮的供应，使对细胞有破坏性的自由基失效，从而有效地调节血压。

合理摄取量

成年人　60毫克。

特别提醒

肾结石患者应注意维生素C的摄取量，避免加重病情。维生素A、维生素E、番茄红素等养分，有抗氧化的功能，可预防动脉粥样硬化。而EPA、DHA、维生素E、多酚等，则利于降低胆固醇、抗血栓。它们的共同点是能保护心血管健康，对血压的稳定也很有帮助，高血压患者可以适量摄取。

烧煮含维生素C的食物时，时间尽可能短，以减少高温和氧的破坏。

维生素E

维生素E，又名生育酚，是一种有8种形式的脂溶性维生素。作为一种抗氧化剂，它常被用于化妆常用的乳霜和乳液中，可以减少皮肤损伤，对女性尤其重要。近来还发现维生素E可抑制眼睛晶状体内的过氧化脂反应，使末梢血管扩张，改善血液循环。

食物来源

【奶　类】乳制品

【五谷类】糙米、小麦胚芽

【益菌类】酵母

【肉　类】动物内脏、牛肉、猪肉、鸡肉

【海藻类】紫菜

【海鲜类】各种鱼类

主要作用

软化血管＼降低血压＼预防动脉粥样硬化＼扩张血管＼促进血液循环＼降低胆固醇＼延缓细胞因氧化而老化＼供给体内氧气＼抵御大气污染，保护肺脏＼防止血液凝固＼减轻疲劳＼加速灼伤的康复＼防止流产＼有助于减轻腿抽筋和手足僵硬＼降低患缺血性心脏病的概率

缺乏表现

躁动不安＼水肿＼性能力低下＼头发分叉＼色斑＼牙齿发黄＼男性性功能低下＼前列腺肥大＼不育＼小儿会出现溶血性贫血

降压原理

维生素E具有软化血管和保护血液中的脂肪、胆固醇免受自由基氧化等作用，可以明显降低身体组织对氧气的需求量，使脑细胞、心脏细胞等只需要更少的氧气就可满足正常的系统运作，避免出现头晕、胸闷的症状。

合理摄取量

成年人　5～10毫克。

特别提醒

◎服用含少量硫酸亚铁的营养补品和维生素E时，必须前后相隔8小时。

◎避光保存维生素E。

◎每日服用维生素E300毫克以上，会导致机体免疫功能下降，从而易发生各种疾病。

◎每日服用维生素E400毫克以上，会发生头痛、眩晕、恶心、视力模糊等症状。

钙

人体中的钙，99%储存于牙齿与骨骼中，其余的1%则分布于各器官组织与体液里，如血液中的钙具有降低血脂、防止血栓的功能，同时可以强化、扩张动脉血管，达到降低血压的功效。少年儿童缺钙会影响健康成长，中老年人缺钙则会引发许多其他疾病。

食物来源

【蔬菜类】芹菜、西蓝花、甘蓝、芥蓝菜

【豆奶类】黄豆、豆腐、牛奶、酸奶、豆浆

【海藻类】紫菜　　　　【海鲜类】小鱼干、虾

主要作用

帮助睡眠＼帮助血液凝集＼协助体内铁的代谢＼预防直肠癌＼维持心律规则＼促进神经系统的机能＼控制肌肉收缩＼强化骨骼与牙齿＼协助维生素B_{12}吸收

缺乏表现

不易入睡、不易进入深睡状态＼入睡后易惊醒＼阵发性腹痛、腹泻、抽筋＼厌食、偏食＼烦躁＼齿排列稀疏＼头发稀＼容易感冒＼腿软、易抽筋＼腰酸背疼＼易过敏＼关节疼＼头晕

降压原理

有研究显示，缺钙是引起高血压的重要因素。缺乏钙会引起甲状旁腺激素分泌亢进，致骨质溶解释放出钙，以致钙大量进入血液。随着骨骼中钙的减少，动脉、软组织内沉积的钙却越来越多，血管内膜弹力板破裂，血脂进入血管壁，形成动脉粥样硬化，进而引发高血压。

据有关调查显示：凡每天摄钙1300毫克的人，比起每天摄钙量为300毫克者，高血压的罹患率低12%；在40岁以下的人群中患病危险性减少24%。

合理摄取量

成年人　800毫克。

特别提醒

◎蛋白质与维生素D，有利于钙的吸收，应多吃含这类营养素的食物。

◎钙质摄取应适量即可，过多会排挤铁、锌等矿物质的吸收。

钾

人体血清中钾浓度只有3.5～5.5毫摩尔/升，却是生命活动所必需的。人体一旦缺钾，就会引起很多负面的症状，吃含钾丰富的食物可以在很大程度上为人体补充钾。另外，钾可与钠共同作用，维持人体正常的生命活动。

食物来源

【五谷类】胚芽米、糙米、小米

【水果类】杨桃、香蕉、桃、橙子、柑橘、番石榴、柚子、桂圆、猕猴桃

【蔬菜类】南瓜、茼蒿、菠菜、空心菜、圆白菜、韭菜、胡萝卜、白萝卜

【菌菇类】香菇、金针菇

主要作用

规律心跳＼排除多余盐分＼维持动脉健康＼协助肌肉收缩＼协助钠的代谢、控制血压＼调节体内液体、酸碱平衡＼利尿、消水肿＼稳固细胞结构＼维持神经健康＼刺激肠道蠕动＼维持细胞内正常含水量

缺乏表现

疲倦无力＼食欲不振＼胃肠蠕动迟缓＼心跳减弱＼恶心想吐＼神经传导失常＼头昏嗜睡＼口干舌燥＼呼吸困难＼心律不齐

降压原理

钾是一种电解质，存在于细胞内，当含量较高时，便会流向细胞外，排挤原本存在于细胞外的另一种电解质——钠。过多的钠会造成水分滞留，进而产生水肿、使血液量上升、血压升高等，钾有助于钠的代谢与排出，因此具有调节血压的功能。

合理摄取量

成年人 2000毫克，约4～5根香蕉。

特别提醒

◎钾易溶于水，因此应避免长时间烹调与过度浸泡新鲜食材。

◎香蕉富含钾，还可帮助补充因流汗而消耗的钾及体力。

◎有的孕妈妈会孕吐，容易流失大量消化液，而消化液含钾，便可能出现低钾血症。建议孕妈妈多吃富含钾的食物来补充营养。

镁

对人体来说，镁是不可或缺的营养元素。它可以直接或间接地参与各种能量的代谢，促进人体的生长。在人生长的每一个阶段，每种重要物质的合成和重要组织器官的生长发育，如骨、核糖核酸、脱氧核糖核酸及其他生物膜形成都离不开镁。

食物来源

【五谷类】 小麦胚芽、燕麦、糙米

【坚果类】 花生、核桃、杏仁

【蔬果类】 绿色蔬菜、柠檬、苹果、香蕉、葡萄柚

【奶蛋豆鱼类】 牛奶、黄豆、鲑鱼、鲤鱼、鳕鱼

【海藻类】 紫菜、海带

【其　他】 巧克力

主要作用

制造DNA＼降低胆固醇＼协助蛋白质合成＼维持人体酸碱平衡＼调节细胞渗透压＼维持肌肉正常功能＼保持激素正常运作＼活化体内多种酶＼辅助钙与钾的吸收，调控血压＼调节神经细胞，具松弛神经的作用＼构成骨骼的主要成分之一，防止骨骼钙化＼参与体内细胞能量的转移与储存，调节血糖＼预防酒精中毒＼保护心脏机能

缺乏表现

情绪焦虑暴躁＼心悸＼经常头痛＼食欲不振＼生长缓慢＼过敏＼心律不整＼虚弱疲倦＼手脚颤抖＼失眠或睡眠品质不佳＼低血糖＼肌肉痉挛

降压原理

镁是维持心脏正常运作的重要元素，能辅助心脏顺利收缩、跳动，将血液运送至全身，如果体内镁的含量不足，会造成血管收缩，进而导致血压上升。研究显示，血液中镁含量正常者，患动脉粥样硬化的概率较低。

合理摄取量

成年男性　360毫克，约150克花生。
成年女性　315毫克，约140克花生。

特别提醒

◎ 常喝酒、喝浓茶和喝浓咖啡的人易缺镁，最好多吃含镁食物。

◎ 镁能够促进钙的吸收，但当钙摄取量过多时，将影响镁的吸收。

硒

硒是一种抗氧化剂，可防止因氧化而引起的衰老、组织硬化，是人体必要的微量矿物质。硒主要在十二指肠被吸收，通过肺呼吸、粪尿、各种体液等途径排泄。硒是维持心脏正常功能的重要元素，对心脏肌体有保护和修复的作用。

食物来源

【五谷类】小麦胚芽、糙米、燕麦、小米　　【蔬菜类】大蒜、洋葱、南瓜

【肉　类】动物肝、肾脏、瘦肉　　　　　【蛋　类】鸡蛋、鸭蛋、鹅蛋

【海鲜类】海参、金枪鱼、龙虾、小黄花鱼、河蟹、鲍鱼

主要作用

防癌抗癌 \ 活化淋巴系统 \ 扩张血管，降低血压 \ 延缓老化 \ 预防动脉硬化 \ 促进葡萄糖运转，降低血糖 \ 增加抗体 \ 缓和关节炎症状

缺乏表现

心跳加快 \ 肌肉疼痛 \ 充血性心脏衰竭 \ 白化症 \ 关节病变 \ 发育迟缓 \ 脱发 \ 脱甲 \ 神经症状及牙齿损害 \ 能量缺乏性营养不良 \ 血溶性贫血 \ 大骨节病 \ 缺血性心脏病 \ 肝硬化 \ 胰腺炎 \ 纤维瘤 \ 癌症 \ 不孕症

降压原理

硒是人体制造前列腺素不可或缺的元素，而前列腺素又具备控制血压的功能，能使血管扩张，预防动脉粥样硬化。

人体血硒水平的降低，会导致体内清除自由基的功能减退，造成有害物质沉积增多，血压升高、血管壁变厚、血管弹性降低、血流速度变慢，送氧功能下降，从而诱发心脑血管疾病的发病率升高。

合理摄取量

成年男性　70毫克。
成年女性　50毫克。

特别提醒

食品中硒含量高，并不等于人对其吸收就高。人体对菌类有机硒的利用率较高，可以达到70%～90%，而对鱼类及谷物所含的硒利用率较低，只有70%左右。因此硒的正确摄取方式是多吃强化补充有机硒的食品。

胡萝卜素

胡萝卜素是脂溶性维生素，主要分布在胡萝卜等黄色蔬菜中。胡萝卜素在人体内可转变成维生素A和维生素A醛，是保持眼睛健康最重要的营养素。其在人体肠道中的吸收利用率很低，食用胡萝卜等黄色蔬菜是补充胡萝卜素的最佳途径之一。

食物来源

【乳　类】牛奶、乳制品、奶油　　　【肉　类】动物肝脏

【海鲜类】鲫鱼、白鲢、鳝鱼、鱿鱼、带鱼、蛤蜊

【蔬菜类】南瓜、菠菜、韭菜、西蓝花、萝卜、西红柿、香菜

主要作用

防止皮肤干燥＼促进细胞发育＼提高人体免疫力＼预防感冒＼促进骨骼健康成长＼改善生殖功能＼保护眼睛＼预防消化系统癌症＼预防心脑血管疾病

缺乏表现

夜盲症＼黏膜干燥＼干眼症＼近视＼白内障＼呼吸道感染＼早衰＼失眠＼浑身无力＼皮炎＼皮肤角质化＼鼻咽喉抵抗力下降

降压原理

相关研究结果显示，与健康人群相比，高血压患者血液内的维生素A和维生素E水平较高，而抗氧化剂如维生素C、胡萝卜素水平较低。人体中一旦出现高度活泼具有损伤能力的自由基后，蛋白质、脂质和核酸等细胞的重要成分就会遭到破坏。胡萝卜素分子结构中含有多个共轭双键，能减少自由基对细胞遗传物质和细胞膜的损伤。

专家指出，胡萝卜素能增强免疫系统的活力，让其有效消灭机体内外的病原体；还能协助免疫细胞产生抗体，并提高其他免疫组织的活性；消除机体内被感染的细胞。

合理摄取量

成年人　80～200毫克。

特别提醒

胡萝卜素与B族维生素、维生素D、维生素E、钙、磷和锌配合食用时，能充分发挥其功效。

番茄红素

番茄红素是成熟西红柿的主要色素，纯品为针状深红色晶体。番茄红素具有很强的抗氧化活性，清除自由基的功效比维生素E强大，几乎是维生素E的100倍。番茄红素能预防前列腺癌，对子宫癌、肺癌细胞的抑制作用显著高于β-胡萝卜素与α-胡萝卜素。

食物来源

【蔬　菜】西红柿、南瓜、胡萝卜

【水　果】草莓、樱桃、西瓜、葡萄、葡萄柚、木瓜、李子、柿子、桃、柑橘、木鳖果。

主要作用

清除自由基＼增加血管弹性＼预防高血压＼预防和抑制癌症＼保护心血管＼抗紫外线辐射功能＼抑制诱变作用＼延缓衰老＼增强免疫力＼改善皮肤过敏症＼改善干咳、眼睛干涩、口腔溃疡＼保护胃肠道黏膜组织＼解酒＼减轻头痛、呕吐＼预防骨质疏松＼降血压＼减轻运动引起的哮喘

增加高血压患者的抗病能力。番茄红素可以保护心血管，抑制动脉硬化的形成，改善高血压、冠心病等心脑血管疾病。

专家指出，由于番茄红素可以防止血中低密度脂蛋白氧化，因此能减少动脉粥样硬化和冠心病的患病危险。若每天摄入40毫克以上的番茄红素，便能够明显降低血管发生病变的危险度。

缺乏表现

早衰＼失眠＼患宫颈癌的概率大

合理摄取量

成年人　75毫克。

降压原理

番茄红素是植物中所含的一种天然色素，科学证明，番茄红素可清除自由基，延缓血管衰老。番茄红素可以提高机体免疫力，恢复体能，全面

特别提醒

富含番茄红素的食物经烹调处理后，不仅能促进番茄红素的释放，还能使其容易被人体吸收。番茄红素几乎没有副作用。

烟 酸

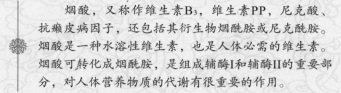

烟酸，又称作维生素B₃，维生素PP，尼克酸、抗癞皮病因子，还包括其衍生物烟酰胺或尼克酰胺。烟酸是一种水溶性维生素，也是人体必需的维生素。烟酸可转化成烟酰胺，是组成辅酶I和辅酶II的重要部分，对人体营养物质的代谢有很重要的作用。

食·物·来·源

【五谷类】糙米、小麦胚芽

【肉　类】动物内脏、牛肉、猪肉、鸡肉

【奶蛋豆鱼类】乳制品、绿豆、鱼类

【坚果类】芝麻、花生

【海藻类】紫菜

【菌菇类】香菇

【益菌类】酵母

主要作用

防口臭＼加速血液循环＼稳定精神状态＼治疗口腔嘴唇发炎＼增加高密度脂蛋白＼促进消化＼缓和腹泻症状＼维持神经系统健康＼协助性激素合成＼分解碳水化合物、脂肪与蛋白质＼降低血压＼维持皮肤健康＼预防及治疗偏头痛＼降低低密度脂蛋白＼避免色素沉着

缺乏表现

失眠＼癞皮病＼精神分裂＼精神倦怠、烦躁、衰弱、忧郁＼健忘＼食欲不振＼舌炎、口角炎＼腹泻＼消化不良

降压原理

烟酸具有降低胆固醇与甘油三酯的功能，同时可以扩张血管、促进血液循环，对降低血压，预防高血压的并发症也很有帮助。

合理摄取量

成年人　15毫克。

特别提醒

◎服用烟酸过量，可能造成皮肤潮红、瘙痒，恶心、腹泻、头晕、胃痛、高血糖、高尿酸、心律失常以及轻度肝功能减退及视觉障碍等症状。

◎在肾功能正常时，一般服用烟酸不会发生毒性反应。

◎一般地，在服用烟酸2个星期以后，血管扩张及胃肠道不适等症状可逐渐适应，逐渐增加用量可避免不良反应。

芦 丁

芦丁严格来说并不属于维生素，但人们习惯把它归属于水溶性维生素的一种。人体无法自身合成芦丁，必须通过饮食从食物中摄取。芦丁可用于防治脑出血、高血压、视网膜出血、紫癜和急性出血性肾炎，保证并强化血管健康，促进循环流畅。

食物来源

〖五谷类〗荞麦

〖水果类〗山楂、柠檬、橙子、杏、樱桃

主要作用

抗凝血＼降低血脂＼强化微血管＼促进细胞增生＼扩张冠状动脉＼预防动脉硬化＼增进血管壁弹性＼预防视网膜黄斑部病变

缺乏表现

牙龈出血＼淤血＼脸热潮红

降压原理

芦丁能够保护细小血管，增加血管壁的弹性，使血液流动顺畅；同时能抑制使血压上升的酶活性，双管齐下，预防血压上升。临床治疗高血压时，除选用一些抗高血压药外，芦丁虽本身无降压作用，但对于预防高血压脑出血有一定的作用，是常见的高血压的辅助药。芦丁也具有降低毛细血管通透性、增强其抵抗力的作用。

芦丁是通过抑制透明质酸酶的作用而实现的，透明质酸酶能水解细胞间质中的透明质酸，使毛细血管的抵抗力降低、通透性和脆性增加，容易出血。由此可见，芦丁抑制透明质酸酶可能是它的药理作用的一个因素。芦丁在体内能加强维生素C的作用，故芦丁也常被人们用于治疗高血压病。

合理摄取量

成年人 30毫克。

特别提醒

与维生素C一同烹调、食用，可强化彼此的作用。芦丁是一种黄酮类化合物，有助于保持和恢复毛细血管正常性的作用，主要用于高血压病的辅助治疗，但不能作为降压药物使用，也可用于治疗因缺乏维生素所致的其他出血病状的治疗。

胆碱

胆碱对人体来说是一种很重要的营养素，它是卵磷脂的组成部分，存在于神经鞘磷脂中。胆碱可以被人体合成，一般情况下只要饮食正常，是不会出现胆碱缺乏的症状的。胆碱耐热，含有胆碱的食物在干燥环境下即使长时间储存也不会有变化。

食 物 来 源

【五谷类】以全谷类为主

【肉 类】动物内脏、牛肉、鸡肉、鸭肉

【奶蛋豆鱼类】蛋黄、豆类、乳制品、各种鱼类

【蔬菜类】圆白菜、西蓝花

【坚果类】各种坚果

【益菌类】酵母菌

主要作用

胆囊调节 \ 神经传导 \ 改善血液栓塞 \ 降低血压 \ 镇定安神 \ 改善心绞痛 \ 形成卵磷脂 \ 维护脑部健康 \ 维护肾脏健康 \ 促进肝脏机能 \ 防止记忆力衰退 \ 协助激素制造消除肝脏脂肪

缺乏表现

高血压 \ 脂肪肝 \ 动脉硬化 \ 记忆力衰退 \ 大脑功能受损 \ 肾脏功能受损 \ 导致肝脏功能异常 \ 危害肾脏缩水功能 \ 诱发癌症 \ 不育症 \ 生长迟缓

降压原理

胆碱就是维生素B_4，可以代谢脂肪、分解血液中的同型半胱氨酸，从而保护血管健康，促进脂肪代谢，预防动脉粥样硬化，降低血压。

合理摄取量

成年男性 550毫克。

成年女性 425毫克。

特别提醒

◎含胆碱的食物一起摄取效果最好，且还可以帮助人体自然合成烟碱酸。

◎胆碱应与叶酸、维生素B_{12}、氨基酸相互配合，才能发挥最大效用

◎胆碱耐热，在加工和烹调过程中的损失很少。干燥环境下，即使很长时间储存，食物中胆碱含量也几乎没有变化，含有胆碱的食物可以采用高温烹调。

◎容易兴奋、烦躁的人应增加胆碱的摄取量。

◎大量饮酒者需要给肝脏补充充足的胆碱。

胜 肽

胜肽就是蛋白质经酶作用、水解之后所得产物，依照来源的不同可分为动物性与植物性两大类。它是一种小分子胶原蛋白，含氨基酸基团，是人体可以合成的微量元素。随着研究的深入展开，人们发现，胜肽不仅能降血压，还可用来美容。

食物来源

【豆　类】 黄豆、绿豆　　**【鱼　类】** 沙丁鱼、鲔鱼

【蛋　类】 鸡蛋、鸭蛋　　**【海藻类】** 紫菜

【五谷类】 小麦、玉米、稻米、荞麦、大麦

主要作用

降低血压＼降低胆固醇＼改善睡眠质量＼抑制食欲＼促进新陈代谢＼提升细胞机能＼调节免疫力＼促进钙质吸收＼调节激素分泌

缺乏表现

皮肤粗糙＼出现青春痘＼伤口不易愈合

降压原理

胜肽就是蛋白质经酶作用、水解之后所得产物，在降低血压方面也有显著成效，因能抑制体内的ACE酶与血管紧缩素I相互作用，避免血管内平滑肌收缩导致血压上升。

临床实验研究证明，胜肽可以帮助控制血压以保持心脏健康。有数据显示，轻度高血压患者，使用了胜肽之后，其收缩压和舒张压分别下降了3.8毫米汞柱和2.3毫米汞柱。

合理摄取量

成年男性　2～3粒。

成年女性　1～2粒。

特别提醒

胜肽经加热食用，就能在体内发挥较大功效。高血压患者在购买胜肽保健品时，要注意以下几点。

◎胜肽产生作用需要有一定的时间，不会立刻见效。

◎胜肽的作用疗效有专一性，无法作全面性诉求。

◎胜肽效果在停用后随即无效，持续使用也可能会因为生理适应性而有钝化现象。

DHA

DHA又叫二十二碳六烯酸，对人体来说，DHA是大脑营养必不可少的高度不饱和脂肪酸。它占了人脑脂肪的10%，对脑神经传导和突触的生长发育极为有利。近年来专家发现，作为一种不饱和脂肪酸，DHA还有降低血压的作用。

食物来源

【乳　类】母乳

【鱼　类】鱿鱼、鲑鱼、沙丁鱼、金枪鱼、黄花鱼、带鱼、鳝鱼

【干果类】核桃、杏仁、花生、芝麻、葵花子

主要作用

降低胆固醇＼抗血栓＼促进血液流动顺畅

缺乏表现

大脑发育迟缓＼大脑萎缩＼记忆力减退

降压原理

DHA属于不饱和脂肪酸，能使胆固醇氧化，从而降低血浆胆固醇，并可延长血小板的凝聚，抑制血栓形成，预防高血压的并发症脑卒中。专家指出，DHA具有疏导清理心脏血管的作用，可以降低胆固醇和甘油三酯，降低血液黏稠度，调节血压，减少血栓形成和发生中风的危险。DHA对预防心肌梗死、脑中风及动脉硬化等高血压并发症效果显著。除此之外，DHA还能提高人体免疫机能，增强高血压患者抵抗疾病的能力。

合理摄取量

成年人　200毫克。

特别提醒

◎如果想通过吃鱼起到健脑和维护心脑血管的作用，那么最好食用应季的鱼，因为应季的鱼中DHA含量丰富。

◎在购买时应注意产品的DHA的含量，选用含量高的产品。

◎目前市场上的许多DHA营养品属于鱼油类制品，产品均含有DHA和EPA，不适合高血压患者服用，最好选用藻油DHA产品，其中不含EPA。

◎α-亚麻酸营养品与卵磷脂、牛磺酸、维生素E配合使用，效果较好。

牛磺酸

牛磺酸是由牛黄中分离出来的无色或白色斜状晶体，是一种含硫的非蛋白氨基酸，在人体内以游离状态存在。人体合成牛磺酸的半胱氨酸亚硫酸羧酶活性较低，主要依靠摄取食物中的牛磺酸来满足机体需要。牛磺酸具有多种生理功能，对人体健康很重要。

食物来源

【蔬菜类】菠菜、豆角、芹菜、香菜、空心菜

【肉　类】猪肉、牛肉、羊肉、鸡肉、鸭肉

【海鲜类】墨鱼、章鱼、虾、牡蛎、海螺、蛤蜊、青花鱼、沙丁鱼、竹荚鱼

主要作用

抗氧化＼消除疲劳＼加强脂肪代谢＼改善气喘发炎＼加速胆红素排泄＼抗痉挛＼保健视力＼预防黄斑部退化＼加强脑部机能＼减少焦虑＼调节血压＼预防动脉硬化＼加速神经元增生＼帮助电解质进出细胞＼稳定血糖＼提升肝功能＼预防心律不齐

缺乏表现

视力衰退＼心律不齐＼糖类代谢不佳

降压原理

肾上腺素分泌增加与交感神经敏感时，血压会上升，而牛磺酸能抑制前述两者，避免人体因紧张、压力、盐分过量而导致血压值居高不下。

合理摄取量

成年人　50毫克。

特别提醒

◎将含牛磺酸的食材烹调为汤品，连同汤汁一同食用，才能真正摄取到溶于水的牛磺酸。

◎牛磺酸与普通的氨基酸不同，它的主要用途不是构建细胞组织，而是管理细胞。牛磺酸起着维持电解质平衡、调节钾与钠比例、驱逐多余钠离子和保持血钙稳定的作用。在人体的器官当中，心脏内牛磺酸的含量最高。牛磺酸有天然的利尿作用，能够降低和平衡血压、保护心肌、增强心脏动力。

◎牛磺酸虽然不参与蛋白质合成，但是它却与胱氨酸、半胱氨酸的代谢密切相关。

次亚麻油酸

次亚麻油酸是一种多元不饱和脂肪酸，在人体的新陈代谢上扮演相当重要的角色。在身体健康的状态下，人体可自行合成次亚麻油酸。一旦人体处于亚健康或生病状态，人体能合成的次亚麻油酸的数量就会减少。次亚麻油酸具有优秀的保健功效。

食物来源

【五谷类】燕麦

【豆　类】黄豆、黄豆制品

【油脂类】黄豆油、月见草油、葵花子油、橄榄油

主要作用

抗凝血＼预防动脉硬化＼减缓关节发炎状态＼调节血压＼强化胰岛素作用＼强化脑细胞及神经细胞＼稳定血糖＼促进前列腺素分泌

缺乏表现

肌肉无力＼视觉模糊＼易患皮肤病＼消化不良＼灰头发＼老年痴呆

降压原理

次亚麻油酸可与其他成分组合成一种类激素物质——前列腺素，参与人体多项重要代谢与循环工作。前列腺素有抗血栓、抗凝血与扩张血管等作用，维持血液流通顺畅，降低动脉压。身体将次亚麻油酸转换成能帮助控制血压的多元不饱和脂肪酸。

次亚麻油酸同时能压抑发炎细胞，防止管道堵塞，降低胆固醇和甘油三酯水平。这些脂肪酸也有助减少包括血糖、脑血管堵塞、关节、消化系统、部分顽疾与脑力衰退等问题，可以全面预防高血压患者患糖尿病、动脉粥样硬化等并发症。

合理摄取量

成年人　1300毫克。

特别提醒

◎减肥的人在服用次亚麻油酸后，其剩余的脂肪与肌肉的回覆率大约是1∶1。由此可见，次亚麻油酸也是健身者不可缺少的营养物质。

◎现代人因为紧张的生活节奏，吃的天然食物少了，相对来说，摄入的次亚麻油酸的量也减少了。

高血压患者对钠的摄入量

在日常生活中，每天摄取水分、钠的多少，直接影响血压的高低。下面具体介绍一下钠与高血压的关系。

限制钠的摄取，控制血压上升

限制饮食中钠离子的摄取量，可以避免体内水分蓄积及血压上升。在高血压的治疗法中，饮食的部分占了相当重要的角色，因此高血压的饮食疗法是不可忽视的一环。

适量摄取钠

钠是维持身体渗透压、酸碱及水分平衡的重要离子，血液中钠离子太高、太低都不行，必须维持在正常的浓度。通常血钠过低会出现在长期盐摄取不足的鼻胃管灌食患者、严重腹泻、呕吐或肾脏等方面疾病的患者。

所谓限钠饮食，是指要限制饮食中钠离子的摄取量，以避免体内水分蓄积及血压上升。

健康人群的钠摄取量

在正常状况下，每人每天约摄取10～15克的盐分，而盐分中约含有40%的钠，换算成钠量，正常人每天应该大约摄取4～6克的钠。

高血压患者每日应摄取多少钠

高血压患者约只能摄取正常人一半的钠量，有专家建议高血压患者每日盐摄取需小于6克，或是每日钠摄取需小于2400毫克。

计算钠摄取量的方法

由天然食物中摄取的钠量再加上调味料或其他饮料、零食等额外的钠量，是每日摄取的总钠量。

通常，天然食物中摄取的钠量每日300～500克，由调味料或其他额外提供的钠量每日约需小于2000毫克。

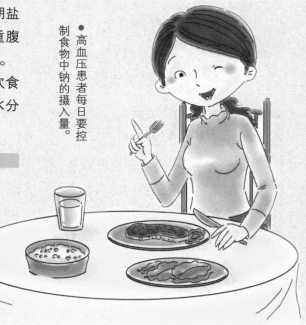

● 高血压患者每日要控制食物中钠的摄入量。

第 四 章

挑对食物放心吃，美味降压身体好

每种食物都有其独特的性质和作用，有些食物能够促进血压平稳，有些食物却易导致血压急剧升高。高血压患者一定要对自己的饮食多加注意，确保日常饮食有益于自身血压稳定。本章特意挑选了四十多种可有效降压的食物，希望对高血压患者有所帮助。

甘薯

热量（每100克）
57千卡

【别名】地瓜、红薯、甜薯
【性味归经】味甘，性平、生微凉，归脾、胃经
【忌食或慎食人群】胃溃疡、易胀气者

降压成分

钾、黏蛋白、维生素C、膳食纤维、类胡萝卜素

主要作用

降低血压＼降胆固醇＼降低血脂＼防动脉硬化＼抗衰老＼抗癌防癌＼预防便秘＼保持血管弹性

降压原理

甘薯虽然属于淀粉类食物，但它具有高纤维、低热量的特性。和白米饭相比，甘薯的纤维量要高出10倍之多。

甘薯中的膳食纤维，可以帮助排除血液中多余的胆固醇，以维持血管的弹性，稳定血压。和山药一样，甘薯也含多量黏蛋白，能够有效维持血管的健康状态。

由于甘薯中所含的维生素C为淀粉所包裹，加热后较其他蔬菜能留住

较多的量，不论是抗氧化、这是保护血管，功效更好。此外，甘薯中含钾，钾也是另一稳定血压的重要营养成分。

另外，研究证明，甘薯中有一种叫脱氢表雄酮的物质，对防治癌症也有一定的效果。

巧手选食物

挑选甘薯时要选择形体完整、外皮平滑、没有凹凸且带有小须者。表面有受伤则甘薯较易腐烂，表面出现小黑洞则可能有虫害，表面皱表示新鲜度较差。除此之外，发芽的甘薯水分会被芽所吸收，口感较差，挑选时要注意。

这样吃才最降压

甘薯蒸煮后，其中的部分淀粉发生变化，与生食相比可增加40%左右的食物纤维，有助于降低血压，还能有效刺激肠道的蠕动，促进排便。

美味降压零食

✿ 甘薯粉

　　新鲜的甘薯水量较高，长时间贮藏养分消耗较大。甘薯粉是将甘薯制干后磨成的粉，使其贮藏方便，且可随时食用。甘薯粉营养丰富，还有相当高的药用价值。

降压食谱

✿ 甘薯粳米粥

材料 甘薯250克，粳米150克。

调料 白糖2大匙。

做法

1 将甘薯冲洗干净，连皮切成小块；粳米用清水淘洗干净，除去泥沙杂质，备用。

2 在锅中加适量水与粳米同煮，煮沸后加入甘薯块，继续煮至粥将熟时，加入白糖调味，煮沸即可。

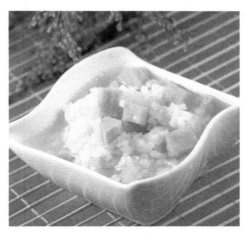

温馨提示

　　此粥能够健脾养胃，益气通便，适用于便秘、大便带血等症。甘薯一定要煮透，因为甘薯中淀粉的细胞膜不经高温破坏，难以消化。另外，甘薯中的气化酶不经高温破坏，吃后会产生不适感。

健康嘱咐

◎甘薯最好蒸着吃，甘薯皮中含有大量有效成分，所以必须带皮食用，但表面的一层膜是可以去掉的。

◎甘薯不宜与柿子同食，其淀粉产生的大量果酸与柿子的单宁、果胶易形成胃结石。

◎胃溃疡、胃酸过多、胃易胀气的人群慎食甘薯。

◎胃痛、反胃、便溏者忌食甘薯。

◎食用甘薯不宜过量，中医诊断的湿阻脾胃、气滞食积者应慎食。

◎甘薯叶有提高免疫力、止血、降糖、解毒、改善夜盲症等保健功能。

花 生

热量（每100克）313千卡

【别名】落花生、香豆、唐人豆、长生果
【性味归经】味甘，性平，归脾、肺经
【忌食或慎食人群】上火、肠胃功能不佳者

降压成分

镁、钙、油酸、维生素E、白藜芦醇、精胺酸、膳食纤维

主要作用

降脂降压＼健脾和胃＼利肾去水＼理气通乳＼治诸血症

降压原理

花生中含22～30％的蛋白质、44～50％的脂肪。精胺酸是花生蛋白质中含量最丰富的成分，可以舒张血管，提供给心脏更多氧气与营养。不饱和脂肪酸则是脂肪含量中成分最高者，不饱和脂肪酸不但能调节胰岛素分泌，同时可减少血中坏胆固醇、增加好胆固醇。

血糖长期偏高，血管易受损、硬化，多摄取不饱和脂肪酸能够有效保护血管。

巧手选食物

◎**看是否发霉**：花生保存不易，容易发霉产生对人体有害的黄面毒素，挑选时最好选择新鲜带壳，或是采用真空包装的花生。

◎**从色泽上鉴别**：果荚呈土黄色或白色，果仁呈各不同品种所特有的颜色，色泽分布均匀一致的为佳。

◎**从形态上鉴别**：带荚花生和去荚果仁均颗粒饱满、形态完整、大小均匀，子叶肥厚而有光泽，无杂质。

◎**从气味上鉴别**：优质花生具有花生特有的气味。

这样吃才最降压

◎白藜芦醇存在于花生仁表面的褐色薄膜，因此连皮一起吃，才能摄取到这项养分，一般市售花生可能已加盐调味，若要降低盐分摄取，可在产季选择新鲜花生，水煮后剥壳带皮一起食用。

◎花生不易消化，食用时应多咀嚼，每日摄取量勿超过30克。

美味降压零食

笋丝花生

　　笋丝花生是用青笋、花生及多种配料经水煮、烘烤等许多程序制作而成的一种零食，滋味鲜美，口感独特，是高血压患者辅助降压的最佳食疗伴侣之一。

降压食谱

花生醋

材料 花生仁400克。

调料 香醋500克。

做法

1 将准备好的处理干净的花生仁放入瓶内。

2 倒入备好的香醋，将瓶口密封，置阴凉处放置一周即可。

　　温馨提示

　　醋与花生搭配食用是有科学依据的。花生仁中虽含有人体所需要的不饱和脂肪酸，但其中的热量大，含脂量高，且有油腻感。而醋中含有的多种有机酸却正好是可以解腻生香的。每日早晨空腹吃醋泡花生仁12粒，连食用1个月，有降脂、降压、化痰的功效。

花生玉米炒香芹

材料 西芹350克，油炸花生仁100克，玉米粒50克，蒜片少许。

调料 盐、味精、酱油、花椒各适量。

做法

1 西芹择洗干净，斜刀切成花生仁大小的菱形块，汆烫后备用。

2 油锅烧热，下蒜片、花椒爆香，倒入西芹、玉米粒、油炸花生仁，调入酱油、盐、味精，大火翻炒均匀后，装盘即可。

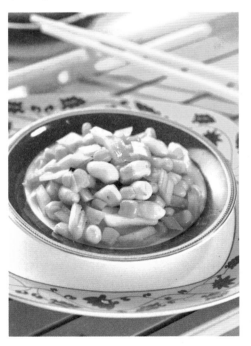

　　温馨提示

　　西芹有平肝降压、镇静安神、利尿消肿、防癌抗癌、养血补虚等作用。

黄　豆

热 量
（每100克）
390千卡

【别名】黄黄豆
【性味归经】味甘，性平，归脾、大肠经
【忌食或慎食人群】痛风、尿酸过高者

降压成分

钙、硒、黄豆蛋白、甘胺酸、精胺酸、镁、黄豆皂素、膳食纤维、卵磷脂、黄豆胜肽、黄豆固醇、异黄酮素、多元不饱和脂肪酸

主要作用

调节血压＼降胆固醇＼预防高脂血症＼控制血糖＼强化脑细胞＼改善骨质疏松＼促进血液循环

降压原理

黄豆富含多种降血压的营养素。膳食纤维、镁、硒、多元不饱和脂肪酸、异黄酮、黄豆胜肽等都能维持血管健康，保持血压稳定。

黄豆中含量颇高的两种氨基酸是甘氨酸和精氨酸，能够降低血液中的胰岛素水平，使肝脏减少制造胆固醇，改善血管弹性和功能。

另外，异黄酮素、镁能扩张血管，促使血液流通顺畅，达到防治动脉硬化的效果。钾可以促进钠的代谢，能有效调节血压。黄豆蛋白、黄豆胜肽能抑制血管紧缩素转换酶的活性，从而达到降血压的作用。

巧手选食物

质量优良的黄豆，颗粒大小应均匀，形状应饱满、光滑没有碎粒，外观上具有光泽。

保存上应放在阴凉通风处，不建议大量购买，保存起来很不方便。

这样吃才最降压

食用前宜高温煮烂，且不可过多食用，否则会导致腹胀、腹痛。

美味降压零食

❀ 豆浆

作为日常饮品，豆浆中含有黄豆皂苷、异黄酮、黄豆低聚糖等具有

显著保健功能的特殊保健因子。常饮豆浆可维持正常的营养平衡，全面调节内分泌系统，降低血压、血脂，减轻心血管负担，增加心脏活力，优化血液循环，保护心血管，并有平补肝肾、抗癌、增强免疫力等功效，所以，有些科学家称赞豆浆为"心血管保健液"。

降压食谱

黄豆海带汤

材料 泡发的黄豆30克，水发海带150克，猪瘦肉80克，姜、葱各适量，枸杞子少许。

调料 盐、味精、猪骨汤各适量。

做法

1 水发海带切成小片；猪瘦肉洗净切片；姜去皮切成片；葱切成葱花。

2 油锅烧热，下入姜片爆香，注入猪骨汤，加入泡黄豆、水发海带片，用中火煮约5分钟。

3 再放入猪瘦肉片、枸杞子，调入盐、味精，用大火煮透，撒入葱花，出锅装碗即成。

温馨提示

黄豆可防止皮肤干燥、头发干枯，加快肌肤的新陈代谢，促进机体排毒。

黄豆酥海带

材料 水发海带250克，水发黄豆100克，猪五花肉50克，红干椒丁10克。

调料 酱油2大匙，味精1小匙，白糖1大匙，老汤2碗。

做法

1 水发海带洗净，切成菱形块；猪五花肉洗净，切成片备用。

2 油锅烧至八成热，将海带块下油炸酥，捞出沥干备用。

3 锅中留底油，先放入猪五花肉片、红干椒丁略炒，再加酱油、海带块和黄豆，注入老汤，用中火烧开后转小火焖50分钟，再转大火收汁，放入白糖、味精调味即可。

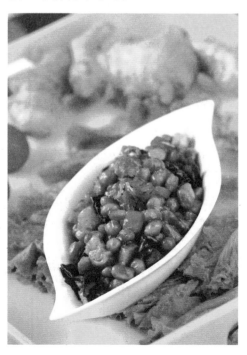

绿 豆

热 量
（每100克）
329千卡

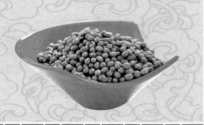

【别名】青小豆
【性味归经】味甘，性寒，归心、胃经
【忌食或慎食人群】肠胃不佳、易腹泻者

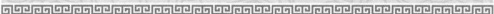

降压成分

钾、镁、钙、维生素C、膳食纤维、胡萝卜素

主要作用

降低血压 \ 降胆固醇 \ 抑制血脂 \ 代谢钠质 \ 强健心血管 \ 安定神经

降压原理

中医认为，号称"济世良方"的绿豆，具有清热消暑、利尿消肿、润喉止渴、明目降压的功效，对于中暑、脓疮、咽喉炎也有不错的疗效。更可贵的是绿豆能解毒，因此它不仅是消暑圣品，更是早期民间治疗疾病的首选食材。现代医学研究也证实，绿豆可以清心安神、治虚烦、润喉止渴，改善失眠多梦、精神恍惚等现象，真是不可多得的"好豆"。

绿豆一直是夏季炎手可热的消暑佳品，营养价值非常高，与稳定血压有关的营养成分有膳食纤维、维生素C、钾、镁、钙等。钾、镁、钙为高血压患者最需要补充的三种营养素。钾可帮助身体排泄多余的钠，有助于降血压，同时与镁一起维持心脏机能；钙则能有效松弛血管平滑肌，安定神经，进而稳定血压；膳食纤维与维生素C可以减少坏的胆固醇及阻止脂肪在血管壁上的沉积，保健血管，以达到降低血压的功效。

巧手选食物

建议挑选颗粒圆润饱满、大小均匀、具光泽、没有虫蛀、无斑点、无皱缩者为佳。

这样吃才最降压

◎高血压患者服药以后，特别是服用温补药以后不要吃绿豆食品，以免降低药效。

◎绿豆中的多酚类物质容易氧化，在绿豆汤和绿豆粥的煮制过程当中，应

94

盖上锅盖，尽量减少与氧气的接触面积。同时，煮制时间也应当注意，可把煮沸10分钟之内的汤取出单独饮用，因为此时汤的颜色为碧绿色，溶出的物质主要是豆皮中的活性成分，而且氧化程度最低，清热能力最强。

美味降压零食

🏵 绿豆糕

　　绿豆糕是一种以绿豆粉为主要原料制作而成的风味食品，味道香甜、色泽美观。它具有形状规范整齐，色泽浅黄，组织细润紧密，口味清香绵软而不粘牙的特色。制作绿豆糕的原料有绿豆粉、豌豆粉、砂糖、桂花等。挑选绿豆糕时注意以下几点：

◎**看绿豆糕的颜色**：优质的绿豆糕采用天然绿豆粉制成，颜色并不会太绿，而是微微偏黄，酷似煮熟后的绿豆汤的颜色，如果绿豆糕外表看上去绿油油的，肯定添加了人工色素。

◎**试绿豆糕的口感**：优质绿豆糕选料精细，口感细润紧密，清香绵软不粘牙，劣质绿豆糕大多甜得发腻，而且易粘牙。

◎**注意生产日期**：因为绿豆糕的保质期不长，购买时，要看其生产日期和保质期。由于夏天气温较高，通常情况下，绿豆糕保质期为2～3天。

降压食谱

🏵 百合绿豆粥

材料 粳米、绿豆各100克，百合50克，枸杞子少许。

调料 冰糖适量。

做法

1 绿豆、粳米淘洗干净，备用。

2 百合、枸杞子洗净，用清水浸泡。

3 锅内加水烧沸，放绿豆和粳米同煮。

4 待绿豆将熟时放入百合继续煮。

5 粥煮熟时，放入冰糖，待冰糖融化，盛入汤碗中，撒枸杞子即可。

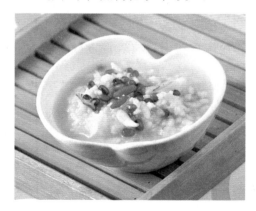

温馨提示

　　百合绿豆粥具有润肺止咳、清热安神的功效，入口香甜，是解暑的佳品。做此粥时，最好选择新鲜的百合。百合为药食兼优的滋补佳品，四季皆可应用，但秋季食用最佳。绿豆不宜煮得过烂，以免使有机酸和维生素遭到破坏，降低清热解毒的功效。

豌豆（鲜）

热量（每100克）111千卡

【别名】雪豆、荷莲豆
【性味归经】味甘，性微寒，归心、脾、胃、大肠经
【忌食或慎食人群】计划生育的男性、容易腹胀者

降压成分

钾、叶绿酸、维生素C、膳食纤维、β-胡萝卜素

主要作用

稳定血压\降胆固醇\减少血脂\防血管病变\抗氧化\防动脉硬化

降压原理

豌豆含有丰富的营养素，其中维生素C、β-胡萝卜素含量很高，这两种营养素都具有抗氧化的功效，因为活性氧会伤害细胞膜，造成动脉粥样硬化，而适量补充抗氧化物质，可以降低血液中的胆固醇含量，维持血管的健康状态。豌豆中富含的钾能帮助血压正常化。豌豆中还含有叶绿酸，可以降低甘油三酯与血液中的脂肪，减少心血管病变，有助于高血压患者强化血管弹性，以稳定血压。

巧手选食物

建议挑选豆荚扁平、颜色翠绿、表皮光滑、豆粒部分未明显凸起者。

这样吃才最降压

◎豌豆可作主食，豌豆磨成豌豆粉是制作糕点、豆馅、粉丝、凉粉、面条、风味小吃的原料，豌豆的嫩荚和嫩豆粒可菜用也可制作罐头。

◎豌豆适合与富含氨基酸的食物一起烹调，可以非常明显的提高豌豆的营养价值。

美味降压零食

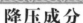 爆炒豌豆

豌豆经爆炒后，在保留豌豆原有营养的同时，让其变得香酥可口，满足了许多希望通过饮食来调控高血压的人的口腹之欲，是一种健康的降压美食。

降压食谱

❀ 豌豆炒鸭蛋黄

材料 熟鸭蛋黄100克，鲜豌豆50克，姜米、面粉各适量。

调料 料酒、盐、味精、鲜汤各适量。

做法

1 将鸭蛋黄研碎，放入碗内，加入少许味精、料酒、面粉，注入适量鲜汤，调匀成糊状。

2 豌豆放入开水内，余烫一下，捞出，凉凉，去掉外皮，放入碗内，加入余下味精、料酒、盐拌匀，腌渍约5分钟。

3 锅至火上，加油烧热，下姜米炝锅，放入鸭蛋黄糊炒匀，呈红黄色浓稠状时，再放豌豆炒几下，出锅装盘即可。

❀ 白玉豌豆粳米粥

材料 粳米100克，豆腐200克，鲜豌豆50克，胡萝卜半根。

调料 盐1小匙。

做法

1 粳米洗净，用清水浸泡1小时；豆腐切小块；豌豆洗净。

2 胡萝卜洗净，入锅中煮熟，捞出后去皮，切成丁。

3 锅内放入清水烧开，将粳米、鲜豌豆、胡萝卜丁、豆腐块一起下锅，待再次煮沸后，转小火熬成粥。

4 加盐调味即可。

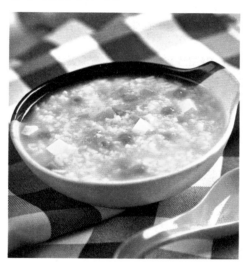

温馨提示

鲜豌豆中富含粗纤维，能促进大肠蠕动，保持大便顺畅，起到清洁大肠的作用。老年人可适量食用。

☁ 健康嘱咐

◎胃肠功能较弱者应避免大量食用豌豆，以免发生腹胀的现象。

◎痛风和肾脏病患者不宜过量摄取豌豆。

◎豌豆适合与富含氨基酸的食物一起烹调，可以明显提高豌豆的营养价值。

土 豆

热量
（每100克）
77千卡

【别名】洋芋、洋山芋、山药蛋
【性味归经】味甘，性平，归脾、胃经
【忌食或慎食人群】肾脏炎患者

降压成分

钾、镁、维生素C、膳食纤维

主要作用

降胆固醇＼维持血管弹性＼降低血压＼代谢钠质＼强健心血管＼抗氧化

降压原理

土豆含有丰富的钾，可以将体内多余的钠排除，达到降血压的效果。膳食纤维可维持心血管健康。镁也是维持血压稳定的重要营养素，当身体缺镁的时候，血管会收缩，血压就会上升，适量地补充镁，可以稳定血压。土豆还含有丰富的维生素C，其维生素C含量为去皮苹果的1倍多。维生素C具有优良的抗氧化功效，可以降低血液中的胆固醇，维持血管的弹性。这是因为当身体缺乏维生素C时，血管也会变得脆弱。

巧手选食物

购买土豆时，外皮要选择光滑、完整、干净者，若出现皱褶则表示土豆不新鲜。外形上以椭圆形者较优，尽量少选择长条状或过扁的。此外，在购买时可以稍稍用手按压果体，若新鲜度够，果体是硬的，软则可能是不新鲜。

这样吃才最降压

◎土豆皮下面的汁液有丰富的蛋白质，削皮的时候只应该削掉薄薄的一层，这样才可以很好的保留土豆皮下面富含营养的蛋白质。

◎如不马上烹调去皮土豆，应浸在凉水里，以免发黑。

◎宜使用小火烹调土豆，才能均匀地熟烂。

◎新土豆可以先放入热水中浸泡一下，再将其捞出放入冷水中，这样比较容易削去外皮。

美味降压零食

土豆泥

土豆泥是将土豆脱糖后，采用科学的方法调味后的健康食品。现在人们在烹调时，喜欢加很多调料来调味，增加了食物中盐的含量，这对高血压患者来说是非常不利的。土豆泥采用科学的方法制作，其富含的钾能帮助体内钠排出体外，有利于高血压和肾炎患者的康复。土豆泥在满足各类人群需求的同时又添加了不同的口味，可以让高血压患者在平稳降压的同时享受美食带来的幸福感。

降压食谱

肉末土豆汤

材料 猪肉200克，土豆100克，荷兰豆50克，洋葱半个，姜丝少许。

调料 盐、料酒、鸡精各适量。

做法

1 猪肉洗净，切末；土豆洗净去皮，切块；荷兰豆洗净切块；洋葱切末，备用。

2 油锅烧热，依次下洋葱末、姜丝、猪肉末、料酒翻炒片刻，然后倒入适量清水，加土豆块、盐、鸡精，煮至土豆断生，下入荷兰豆煮15分钟即可。

芹菜炒土豆

材料 土豆150克，净芹菜丁100克，豆腐干、花生仁各50克，葱花、蒜末各适量。

调料 大料半粒，酱油、盐各适量，味精少许。

做法

1 土豆去皮，洗净，切丁，下入沸水锅中煮至六分熟时捞出，过凉水；豆腐干切成丁；花生仁与大料一同放入锅中煮熟。

2 油锅烧热，炒香葱花、蒜末，下入土豆丁，大火翻炒几下。

3 烹入酱油、盐，炒至土豆上色后，倒入芹菜、豆腐干、花生仁翻炒，炒熟后加入味精调味即可。

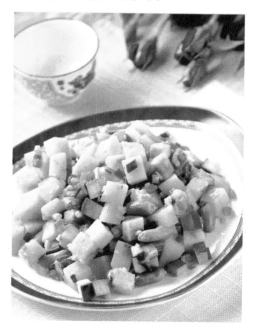

芹菜

热量 （每100克） **22千卡**

【别名】药芹、旱芹、西洋芹
【性味归经】味甘，性凉，归肝、胃、肺经
【忌食或慎食人群】脾胃虚寒者、想生育者

降压成分

钾、钙、芹菜碱、胡萝卜素

主要作用

保护血管＼降低血压＼代谢钠质＼
安定神经＼防心血管病＼抗癌防癌

降压原理

以中医的观点来说，芹菜有解毒、清热、平肝、去湿、健胃、利尿等功效，不管是打成菜汁或直接食用都很合适，芹菜汁中若加入胡萝卜或苹果更有助于喜欢吃肉者降低血压。

芹菜能够起到比较明显的降压作用。相关研究表明，芹菜能降压可能与芹菜中的一种重要成分——芹菜素有关，它能够起到降压和影响中枢神经的作用。芹菜所含的生物碱可以使血管平滑肌舒展，具有使血压下降的作用。

经由动物实验证明，芹菜可使血压下降12％～14％、胆固醇下降14％。虽然芹菜含钠，但其含钾量也高，能帮助体内钠的排出。芹菜中的芹菜碱可以保护血管，适量摄取可预防血管病变及高血压并发症的发生。

芹菜含有丰富的膳食纤维，故能预防便秘，非常适合饮食油腻的现代人食用。

但需要注意的是，芹菜会使男性的精子数量减少，因此想要提高生育能力的男性应该尽量少吃芹菜。另外，由于芹菜属于寒性蔬菜，所以怀孕前的妇女也不应经常食用。对于正在服用降压药物的患者，应咨询医生的意见，然后再决定是否食用芹菜。

巧手选食物

◎要判断芹菜的新鲜度，主要看芹菜叶片。芹菜叶片平直，有弹性，韧度好的为新鲜。

◎存放时间较长的芹菜叶，尖端会翘起且柔软，有时会发黄。此外，建议挑选菜梗短、粗壮者。

这样吃才最降压

◎芹菜的烹调方法很多，可炒、拌、炝或做配料，也可做成饺子或包子，味道异常鲜美。

◎在一般人眼中，芹菜可以食用的部分只有芹菜杆，但中医指出，芹菜叶也具有良好的降压效果，营养素含量也很高，且滋味爽口。可以将芹菜叶择下凉拌，非常适合夏天食用。除此之外，芹菜叶中所含的维生素C比茎多，胡萝卜素的含量也比茎高，如果把芹菜嫩叶做汤，长期食用可以帮助入睡，有助于有效地改善高血压患者的并发症。

美味降压零食

✿ 自制芹菜猕猴桃汁

新鲜芹菜、猕猴桃各500克，冰糖适量。将芹菜和猕猴桃放在榨汁机中榨成汁，倒入杯中，放入冰糖即可饮用。高血压患者可以把自制的降压饮料——芹菜猕猴桃汁放入瓶子中随身携带，随时饮用，可以用于头晕、头痛、面红目赤等症的辅助治疗。

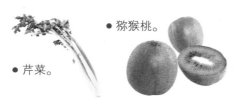

● 猕猴桃。

● 芹菜。

降压食谱

✿ 芹菜粳米粥

材料 粳米1杯，连根芹菜120克。

调料 盐适量。

做法

1 芹菜连根洗净，切成大约2厘米长的段，放入锅内。

2 粳米淘洗干净，放入锅内，加适量水用大火烧开，然后改小火熬煮。

3 粥熟时，加盐调味即可。

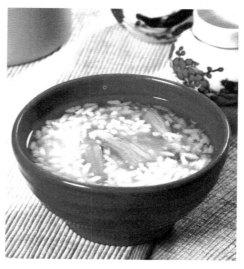

温馨提示

此粥具有干肝降压、镇静安神、利尿消肿、防癌抗癌、养血补虚等作用。芹菜中的粗纤维还可以帮助肠虫蠕动，有排毒养颜的功效，芹菜叶的营养比茎高，不可丢弃。但是芹菜性凉，脾胃虚寒、肠滑不固、血压偏低者应少吃芹菜。

菠菜

热量
（每100克）
28千卡

【别名】飞龙菜、菠菱菜、赤根菜
【性味归经】味甘，性凉，归大肠、胃经
【忌食或慎食人群】结石患者

降压成分

钾、钙、镁、铁、维生素C、膳食纤维

主要作用

控制血压﹨降胆固醇﹨降低血脂﹨安定神经﹨保护心脏﹨防心血管病﹨代谢钠质

降压原理

菠菜里含有丰富的钾、镁、钙，对于血压的控制有很大帮助。钾可以排除身体多余的钠；镁能降低胆固醇、保护心脏功能、辅助心脏收缩；钙能松弛血管平滑肌、安定神经，使血压稳定。此外，菠菜中富含膳食纤维、维生素C，能控制胆固醇、降低血脂，有助于血管的保健。

菠菜中含有的与血管有关的营养素还有叶酸，有研究指出，血液中叶酸浓度低者，患心血管疾病的概率较大。对于高血压患者来说，摄取充足的叶酸来维持血管结构的完整与健康是非常必要的。

巧手选食物

建议购买叶片呈新鲜翠绿、根部肥满挺直者，若叶片有黄色斑点，则新鲜度较差。

这样吃才最降压

◎叶酸容易在加热的过程中流失掉，最好的方式是以大火快炒，缩短加热时间，才能够让营养价值保留得更完整。
◎菠菜含有草酸，若怕草酸与其他食物中的钙结合形成草酸钙而阻碍钙的吸收，建议先将菠菜于沸水中氽烫，使草酸溶于水中后，滤掉汤汁再进行烹煮。
◎一般来说，菠菜与动物性食品如猪肝、肉丝等搭配煮汤比较合理，这样搭配才能够让菠菜的营养成分被人体充分吸收。

自制菠菜沙拉

菠菜沙拉是适合高血压患者在家食用的一种方便零食，将菠菜倒入开水锅中煮3分钟，控干水分后，拌入1匙酱油、1匙熟芝麻及少许蒜末、鸡精，即可食用。高血压患者食用后不但对血压有益，还可以壮骨、提高自身免疫力。

降压食谱

肉丝炒菠菜

材料 猪瘦肉100克，菠菜100克，蒜末100克。

调料 低钠盐1/4小匙，橄榄油1小匙。

做法

1 先将猪瘦肉切丝；菠菜切段，备用。

2 将蒜末爆香，加入做法❶翻炒。

3 起锅前加入调料略炒即可。

银耳炒菠菜

材料 菠菜350克，银耳100克，蒜50克，葱末、姜末各适量。

调料 盐少许。

做法

1 菠菜洗净；银耳泡发，洗净，撕小朵；蒜去皮，切末备用。

2 锅内加适量水烧开，下菠菜，余烫后捞出，去根，从中间一切两段。

3 另起锅加油烧热，放入银耳、葱末、姜末、蒜末稍炒，再下菠菜，炒匀后，调入盐，拌炒均匀即可。

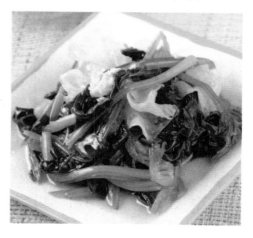

健康嘱咐

◎菠菜含有草酸，草酸与钙质结合易形成草酸钙，它会影响人体对钙的吸收。因此，菠菜不宜与含钙丰富的食物同烧。做菠菜时，先将菠菜用开水余烫一下，可除去80%的草酸。

◎患有结石病的人群不适合食用菠菜。

◎气虚、性功能障碍、易腹泻或身体有出血状况者不适用。

荠菜

热量
（每100克）
31千卡

【别名】护生草、芊菜、净肠草、地米菜、地菜、蓟菜、菱角菜
【性味归经】味甘，性平，归肺、脾、肝经
【忌食或慎食人群】便溏者慎食

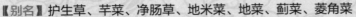

降压成分

钙、镁、钾、维生素C、尼克酸、膳食纤维

主要作用

和脾\利水\止血\明目\降低血压\健胃

降压原理

荠菜中含有胆碱、乙酰胆碱、芳香苷、木犀草素等，有利于止血降压。实验表明，静脉注射干荠菜浸液，可以使高血压迅速下降到正常水平。

另外，荠菜含有大量的膳食纤维，食用后可以有效增强大肠蠕动，促进排泄，从而增进新陈代谢。

这样吃才最降压

◎荠菜经洗净、汆烫后凉拌，可以去除大部分的草酸，预防出现消化不良的症状。

◎荠菜被称作春菜，很适合春天食用，民间素有"三月三，荠菜赛灵丹"的说法。

降压食谱

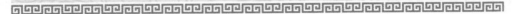

羊肝炒荠菜

材料 羊肝200克，芥菜150克，火腿10克，姜适量。

调料 胡椒粉少许，盐、味精、料酒、水淀粉各适量。

做法

① 羊肝洗净切片；芥菜洗净切段；火腿切片；姜去皮，切薄片。

② 锅内加入适量清水，待水烧开时，投入羊肝片、料酒，快速汆烫后，捞出冲净，沥干。

③ 另起锅下油，放入姜片、芥菜段，用中火炒至断生，加入火腿片、羊肝片，调入盐、味精、胡椒粉炒至入味，然后用水淀粉勾芡即可。

茄子

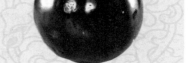

热量（每100克）23千卡

【别名】落苏、茄瓜

【性味归经】味甘，性微寒，归胃、大肠经

【忌食或慎食人群】脾胃虚寒者、哮喘者

降压成分

钙、磷、铁、维生素P、芸香甙、儿茶素、橙皮甙

主要作用

稳定血压＼降低胆固醇＼防止血管病变＼预防动脉粥样硬化

降压原理

茄子含有多种维生素以及钙、磷、铁等元素，对微血管有保护作用。茄子中的维生素E和维生素P含量较高，可以提高毛细血管抵抗力，改善毛细血管脆性，可防止出血，并有抗衰老功能。

茄子中的水苏碱、葫芦巴碱、胆碱等物质，可以显著降低血液中的胆固醇水平，对预防冠心病等有很好的作用。

茄子含有大量的钾，能维持细胞内的渗透压，参与能量代谢过程，维持神经肌肉正常的兴奋性，帮助平衡血压，防治高血压。因此，茄子是高血压、心脑血管病症的防治佳品。

巧手选食物

◎挑选茄子常以果形均匀周正，以皮薄、籽少、肉厚、细嫩的为佳。

◎嫩茄子颜色发乌暗，皮薄肉松，重量少，子嫩味甜，子肉不易分离。

◎老茄子颜色光亮发光滑，皮厚而紧，肉坚子实，肉子容易分离，子黄硬，重量大，有的带苦味。

这样吃才最降压

◎秋后的老茄子中的茄碱含量较多，不宜多吃。

◎茄子与蒜清蒸后制成的蒜香茄子是一道美味的降压菜品。

◎茄子遇热极易氧化，颜色会变黑而影响美观，如果烹调前先将其放入热油锅中稍炸，然后再与其他的材料同炒，就不容易变黑了。

韭 菜

热量
（每100克）
29千卡

【别名】扁菜、长生草、壮阳草、起阳草
【性味归经】味辛，性温，归肝、胃、肾经
【忌食或慎食人群】眼疾、体质偏热、胃病、消化不良者

降压成分

钾、钙、镁、维生素C、胡萝卜素、膳食纤维、硒、白藜芦醇、蒜胺酸、二硫化二烯丙基、蒜素

主要作用

调节血压＼帮助消化＼消毒杀菌＼预防便秘＼降胆固醇＼防大肠癌＼保护肾脏

降压原理

韭菜特殊气味的来源和大蒜相似，一样是硫化物，而这些硫化物成分可维持血管弹性，预防动脉粥样硬化；蒜素能扩张血管，使血液循环更顺畅。

韭菜还含有钾、钙、镁以及膳食纤维，均是能降低血压的营养素，其中钾的含量丰富，每100克韭菜约含380毫克的钾，而钠的含量不到40毫克，高钾低钠且热量又低，100克仅27千卡，除此之外，钾还具有帮助体内钠排出的作用，十分适合高血压患者食用。

巧手选食物

韭菜含水量高达85%，因此新鲜韭菜一定要水润饱满，颜色呈深绿色，若茎叶枯黄且呈萎缩软状，代表不新鲜。

这样吃才最降压

◎韭菜既可以炒、拌，也可以用做配料、做馅等。

◎我国有"春食则香，夏食则臭"之说，也就是说初春时节的韭菜品质最佳，晚秋的次之，夏季的最差。

◎韭菜与虾仁配菜，能提供优质蛋白质，同时韭菜中的粗纤维可促进胃肠蠕动，保持大便通畅。

◎韭菜容易熟，所以一定要等到最后菜快熟时放入，且忌用大火快炒，这样容易导致韭菜中营养素的流失。

美味降压零食

韭菜花

　　韭菜花是曲靖有名的传统零食，是用新鲜韭菜花与苤蓝丝、辣椒混合在一起腌制而成。韭菜花具有韭菜花固有的浓郁清香，脆嫩味美，鲜香扑鼻，可口的特点。高血压患者食用后能生津开胃，增强食欲，促进消化，是一种较为理想的零食。

降压食谱

萝卜木耳炒韭菜

材料 韭菜300克，白萝卜150克，水发黑木耳50克，姜丝少许。

调料 盐、味精、酱油、香油各适量。

做法

1 将韭菜择洗干净，切段；白萝卜、水发黑木耳洗净，均切丝备用。

2 先将油锅烧热，下入姜丝爆香，放入白萝卜丝煸炒至八分熟，然后放入黑木耳丝、韭菜段翻炒。

3 调入酱油、盐、味精翻炒至成熟，淋上香油，装盘即可。

> **温馨提示**
> 　　在烹制菜肴时，盐、味精等调料可以撒在材料上，酱油、料酒则应以锅边淋下，才能使材料均匀调味。

核桃拌韭菜

材料 核桃仁300克，韭菜150克。

调料 白醋1小匙，白糖、香油各半大匙，盐适量。

做法

1 核桃仁用开水泡胀，剥去皮，用清水洗净，沥干水分；韭菜择洗干净，切成3厘米长的段，备用。

2 油锅烧至七成热时，下入核桃仁炸成浅黄色捞出。

3 在另一只碗中放入韭菜段、白糖、白醋、盐、香油，拌炒入味，和核桃仁一起装盘即可。

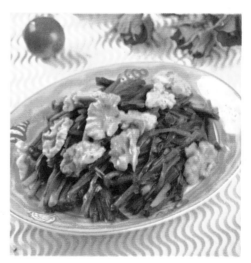

> **温馨提示**
> 　　有的人在食用核桃仁时喜欢将外面的皮去掉，这样会损失部分营养成分，所以最好不要剥掉这层外皮。核桃仁中的脂肪含量较高，一次不宜食用太多。

香 菇

热 量
（每100克）
26千卡

【别名】香草、香菰、毛菰
【性味归经】味甘，性平，归脾、胃经
【忌食或慎食人群】肾脏疾病患者、痛风或尿酸过高者

降压成分

维生素、核酸、烟碱酸、钙、香菇多糖、香菇胜肽、膳食纤维

主要作用

提高身体免疫力＼降低血压＼降低血中胆固醇的含量

降压原理

香菇中的核酸，可抑制血清和肝脏中胆固醇的上升，防动脉硬化、维持血管弹性，稳定血压。许多氨基酸及麦角固醇是维生素D的前驱物，只有经阳光曝晒过的香菇才有。维生素D可以帮助钙的吸收，稳定血压。

香菇属高钾低钠食物，有阻止血管硬化和降低血压的作用。对于胆固醇过高引起的动脉粥样硬化、高血压以及急慢性肾炎、尿蛋白症、糖尿病等患者，香菇无疑是食疗的佳品。

巧手选食物

挑选干香菇的5原则

◎ **外观形状**：要挑选外观、蕈褶完整、表皮没有脱皮，无虫蛀孔、菇脚不要过长者。

◎ **蕈褶开合度**：最好为向内卷曲。

◎ **色泽**：质量良好的干香菇表皮呈褐色，具光泽，内部呈金黄至深黄色。当内部呈白或淡黄色时，表明存放时间过长。若呈深褐或红褐色时，表明香菇已受潮。

◎ **菇体味道**：质量优良的干燥香菇会散发出一股淡淡的清香味。

◎ **包装**：注意包装袋要完全密合。

挑选新鲜香菇的4原则

◎ **外观形状**：建议挑选完整、厚实、有弹性者，挑选时不妨轻按菇伞。目前贩卖的香菇以剪掉香菇脚为多数，挑选时注意切口颜色，若切口呈白色代表新鲜度较佳，若为褐色，代表较不新鲜。

◎ **蕈褶开合度**：蕈褶开合度的大小影

响香菇的新鲜度及口感，蕈褶开合度不是愈大愈好，可以手指来作为判断依据，手指可深入者为佳。

◎**菇体味道：**无味者为佳。

◎**包装：**若挑选的香菇为包装好的，要注意选择包装内无水气的。

这样吃才最降压

泡发香菇的水不要丢弃，可以用来做蔬菜汤，因为香菇的很多营养物质都溶在水中。许多氨基酸及麦角固醇是维生素D的前驱物，只有经过阳光暴晒过的香菇才有，所以干燥的香菇比新鲜香菇更有营养。

美味降压零食

香菇酥片

香菇酥片是一种台湾食品，原料是台湾中兴岭天然栽种的香菇，采用低温高压整朵香菇真空脱水制成。真正的香菇酥片不含化学物质，也不是油炸的，口感爽脆。高血压患者食用后有助于控制血压，还能补充精力。

健康嘱咐

干香菇最好用温水泡发，浸泡过程中，可往水中添加少许糖。这样，烹调出的菜才更加鲜美。

降压食谱

柠檬香菇汤

材料 香菇200克，柠檬1个，葱白丝、红椒丝各少许。

调料 白糖适量，高汤8杯。

做法

1 柠檬洗净，切片，留少许柠檬皮切丝备用；香菇去柄洗净，剞十字花刀。

2 汤锅中加高汤煮沸，放柠檬、香菇、红椒丝、葱白丝，加白糖煮至入味即可。

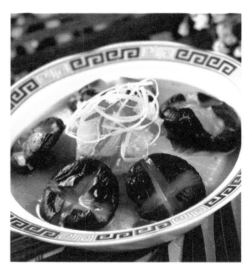

温馨提示

香菇肉脆嫩、味鲜美、营养丰富，是益寿延年的上品，有益气丰肌、补气益胃、降压降脂之功效。注意煮香菇时应该等水烧开后下锅，这样可以保持香菇的鲜嫩度,减少营养损失。

西红柿

热量
（每100克）
15千卡

【别名】番茄、洋柿子、金橘、番柿、六月柿
【性味归经】味甘酸，性微寒，归肝、胃经
【忌食或慎食人群】患有急性胃肠炎、急性细菌性痢疾的人

降压成分

维生素B₁、维生素B₂、维生素C、钙、磷、铁、钾、锌

主要作用

生津止渴 \ 健胃消食 \ 凉血平肝 \ 解毒清热

降压原理

西红柿中无机盐含量非常高，属高钾低钠食品，有利于高血压的防治。西红柿中的番茄红素有助消化和利尿作用，可改善食欲。西红柿中的黄酮类物质有显著的降低血压、止血、利尿作用。

另外，西红柿中的B族维生素含量非常丰富，其中包括具有保护心脏和血管、防治高血压的重要物质——芦丁。夏季的西红柿中的营养成分尤其丰富，高血压者到了夏季可以多食用一些新鲜的西红柿。

巧手选食物

◎以果形周正，无裂口、虫咬，成熟适度，酸甜适口，肉肥厚，心室小者为上品。

◎宜选择成熟适度、着色均匀、外表光滑、饱满的西红柿，不仅口味好，而且营养价值高。

这样吃才最降压

◎西红柿常用于生食冷菜，用于热菜时可炒、炖和做汤，西红柿烧茄子、西红柿炒鸡蛋、西红柿炖牛肉、西红柿蛋汤等都非常美味，适合高血压患者食用。

◎烧煮时稍加些醋，就能破坏其中的有害物质番茄碱，有助于发挥西红柿的食疗降压功效。

◎生吃西红柿无法获得最多的茄红素，最好的方式是将西红柿煮熟，并加入一些橄榄油，帮助茄红素从植物细胞壁中释放出来，并加速人体的吸收过程。

美味降压零食

番茄酱

番茄酱是由新鲜的西红柿成熟去皮、子磨制而成的。与新鲜西红柿相比较，番茄酱里的营养成分更容易被人体所吸收。番茄酱一般人群均可食用，尤其适合动脉硬化、高血压、冠心病、肾炎患者食用。

专家提醒，急性肠炎、细菌性痢疾及溃疡患者忌食番茄酱；番茄酱不宜与牛奶同食；番茄酱开封后，应尽快食用完，期间要密封冷藏。

降压食谱

苦瓜西红柿汤

材料 苦瓜1根，西红柿2个，土豆1个，胡萝卜半根，洋葱片少许。

调料 盐适量，味精少许。

做法

1 苦瓜洗净，剖开去子，切片；西红柿洗净切块；土豆洗净，去皮，切块；洋葱去皮，切片；胡萝卜洗净，去皮，切片，备用。

2 油锅烧热，下洋葱片、胡萝卜片、土豆块炒至半熟后，下入西红柿块炒软，倒入适量清水煮沸，再下入苦瓜片、盐、味精煮至入味即可。

草菇炒西红柿

材料 草菇300克，小西红柿100克，葱末适量。

调料 盐、味精、水淀粉、鸡汤各适量。

做法

1 草菇、小西红柿均洗净切两半；草菇用沸水氽烫至变色捞出。

2 油锅烧至七八成热时，放入葱末煸出香味，倒入草菇、西红柿煸炒，加入鸡汤以大火烧煮。

3 待锅中鸡汤煮开时放盐、味精，用水淀粉勾芡出锅即可。

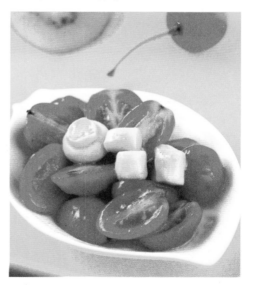

温馨提示

西红柿中的茄红素对心血管具有保护作用，并能减少心脏病的发作概率。草菇味道鲜美，肉质细嫩，含有粗蛋白、脂肪、糖类、粗纤维、铁、磷等多种营养成分。

洋 葱

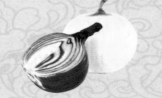

热量
（每100克）
40千卡

【别名】洋葱头、日本洋葱、胡葱、玉葱
【性味归经】味辛，性温，归肺经
【忌食或慎食人群】容易胀气者、消化性溃疡患者

降压成分

钾、槲皮酮、硫胺基酸、异蒜胺酸、环蒜胺酸、前列腺素A、二烯丙基二硫化物

主要作用

降低血压\控制血糖\抗氧化\防癌抗老\防动脉硬化\防心血管病\防骨质疏松症

降压原理

洋葱含蔬菜中少见的前列腺素A，这是很强的血管扩张剂，能刺激血溶纤维蛋白的活性，对抗使血管收缩的儿茶酚氨，降低血液黏稠度使血压下降。

洋葱刺鼻的强烈气味，来自于硫胺基酸、异蒜胺酸、二烯丙基二硫化物等硫化物，能杀菌及降血脂，溶解血栓，改善动脉粥状硬化。

巧手选食物

挑选洋葱时，可从球体、外皮、颜色来分辨新鲜度与质量。质量良好的洋葱，外观球体完整、看不到损伤、裂开，腐烂的痕迹，颜色为茶褐色，外皮干燥。若外皮湿软，则可能有发霉问题。已发芽洋葱虽不像土豆有毒，但营养素及新鲜度已大打折扣，建议不要挑选。

此外，挑选洋葱时可以将洋葱放置于手掌中，感受重量，有沉甸甸感觉的为上选，此种洋葱水分多、甜度佳，营养保存的也会比较丰富。

这样吃才最降压

◎洋葱切去根部去除老皮洗净后，可采用多种方法烹调，生、熟食均可。
◎在西餐中，洋葱是主要蔬菜之一，但是，洋葱不宜加热过久，以有一些微辣味为佳，否则非常容易降低洋葱的营养功效。

美味降压零食

洋葱圈

洋葱圈是市售的一种小零食，也可以自己制作。但是洋葱圈是油炸食品，高血压患者无论是自制还是购买市售的，都应以低盐为选择标准。

除此之外，高血压患者不可过量食用洋葱圈，否则可能会引起血脂上升。高血压患者在食用洋葱圈时，可以边吃边蘸番茄酱，既可以增加洋葱圈的口感，还可以补充西红柿中的营养素。

降压食谱

鲜蔬汤

材料 芹菜100克，西红柿1个，荸荠10颗，洋葱50克，紫菜10克。

调料 盐少许，鸡汤适量。

做法

1 将芹菜择洗干净，切成小段；西红柿洗净，切成薄片；紫菜泡软，洗去泥沙；荸荠去皮，洗净，切成小片；洋葱去皮，洗净，切丝备用。

2 锅中加入鸡汤，待烧开后，先放入紫菜、芹菜段、西红柿片、荸荠片、洋葱丝煮熟。

3 最后再加入盐调匀，即可。

酸甜洋葱

材料 洋葱350克，蒜末适量。

调料 盐适量，番茄酱20克。

做法

1 将洋葱剥去外皮，洗净，切成片，备用。

2 油锅烧热，放入蒜末煸炒出香味，加入洋葱片炒至发软。

3 最后放入番茄酱翻炒，加盐翻炒均匀即可。

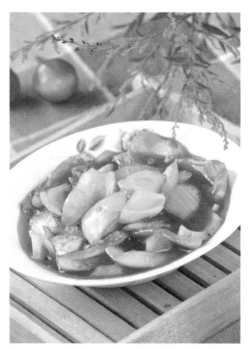

温馨提示

洋葱营养丰富，且气味辛辣，可防止血栓形成。常吃洋葱的人，胃癌的发病率比少吃或不吃洋葱的人低25％。

胡萝卜

热量
（每100克）
46千卡

【别名】红萝卜、红菜头、小人参、丁香萝卜
【性味归经】味甘，性平，归肺、脾经
【忌食或慎食人群】喝酒者

降压成分

钾、烟碱酸、膳食纤维、β-胡萝卜素

主要作用

稳定血压 \ 抗氧化 \ 抑制血栓 \ 防动脉硬化 \ 促进血液循环 \ 降胆固醇

降压原理

β-胡萝卜素是强力的抗氧化剂，可以防止细胞产生氧化作用，减少伤害血管健康的胆固醇沉积在血管上，维持血流顺畅以及血管的弹性。胡萝卜也富含大量的烟碱酸，它可以降低血中的胆固醇与甘油三酯，帮助血管扩张，好让血液顺利通过，进而稳定血压。

巧手选食物

挑选故萝卜时以质细味甜，脆嫩多汁，表皮光滑，形状整齐，心柱小，肉厚，不糠，无裂口和病虫伤害的为佳。胡萝卜和茎叶相连的顶部处的胡萝卜素含量比根部多。

这样吃才最降压

烹调胡萝卜时，不要加醋，因为醋容易造成胡萝卜素的大量流失，不利于人体对营养的吸收。

美味降压零食

橙子胡萝卜汁

取鲜橙2个、胡萝卜3个，将橙子去皮，胡萝卜清洗干净，放入榨汁机中榨汁，榨汁后可以立即饮用，不想太甜的话，可以放入一些薄荷叶。橙子胡萝卜汁具有强效的抗氧化剂功效，能够起到清洁身体和提高身体能量的作用，对于高血压患者来说，可以强身健体，帮助消除身体炎症和促进细胞再生。

大 葱

热量
（每100克）
33千卡

【别名】小葱、青葱、香葱、四季葱、和事草、和事菜、菜伯
【性味归经】味辛，性温，归肺、胃经
【忌食或慎食人群】肠胃疾病患者、溃疡患者、多汗或有腋臭者

降压成分

维生素P、维生素A、葱素、硒、膳食纤维、胡萝卜素、硫胺基酸

主要作用

降血压＼降胆固醇＼代谢脂肪＼防动脉硬化＼消除疲劳＼促进血液循环

降压原理

葱含有诸多能对稳定血压有益的成分。其中，葱素能降低血液中脂肪的含量，避免血管硬化，同时维持血管弹性，进而增加血压的稳定度。葱同时含有多量的硒，硒为人体制造前列腺素必要的元素，前列腺素具控制血压功能，当人体缺乏硒的时候，血压自然受到影响。

100克葱中所含的膳食纤维约有3.5克，膳食纤维能降低血中胆固醇，预防动脉硬化，可以降低高血压患者血管发生病变的概率。

巧手选食物

◎大葱以棵大均匀、无烂无虫为佳。
◎葱白长的、手感硬的、葱叶少而蔫的大葱最易保存。

这样吃才最降压

◎大葱与富含维生素B_1的食物一起食用，其中有效成分的利用率更高。
◎生吃大葱，把葱白和葱叶一起食用，对身体有益。
◎根据主料的不同，可切成葱段和葱末掺合使用，均不宜煎、炸过久。
◎葱中含有的烯丙基硫醚由于是属于挥发性物质，因此泡在水里或煮得过久，都会使其效果丧失。

健康嘱咐

大葱炒鸡蛋时，宜先将少量的葱放油锅煸炒之后，再倒入调好的蛋液翻炒几下出锅。这样葱和蛋都会熟透。

大 蒜

热量（每100克）128千卡

【别名】蒜头、大蒜头、胡蒜、紫皮蒜、独蒜

【性味归经】味辛，性温，归脾、胃、肺经

【忌食或慎食人群】消化功能不佳者、胃溃疡以及眼疾患者

降压成分

镁、硒、蒜素、维生素C、蒜胺酸、二硫化二烯丙基

主要作用

控制血压\降胆固醇\降低血脂\抑制血栓\延缓衰老\防心血管病\抗氧化

降压原理

大蒜素能预防血块形成，镁可辅助心脏顺利收缩。另外，大蒜能够降低血液中的胆固醇与脂肪，对于心血管疾病具有预防的效果。

大蒜含有多种硫化合物，是超强的抗氧化剂，这些物质具强烈的氧化还原作用，能够预防血液在血管中凝集，维持血液流通的顺畅，稳定控制血压。此外，大蒜还能预防血块形成，避免栓塞的发生。

巧手选食物

挑选大蒜时，要注意蒜头底部，最好挑选外形饱满、底部结实、干且没有长须根的大蒜。当看到须根，代表大蒜之后会发芽。

这样吃才最降压

◎由于大蒜防病的主要有效成分具有挥发性，因此，食用大蒜不宜高温煎煮过久，以免挥发油流失。把大蒜当调料在油中高温煸炒，其有效成分恐多丧失。吃生蒜怕辣，可将生蒜捣成蒜泥，加少许食醋、盐、味精、香油，以清水调成稀糊，拌面条、拌茄泥、凉菜均可。为避免吃蒜后口有味，可嚼些茶叶，蒜味便可很快消失。

◎无法马上吃完的大蒜可以橄榄油腌制。当大蒜被切开后，蒜素会游离出来，此时切碎的大蒜浸于橄榄油中，散分子的蒜素可自然结合成稳定且有疗效的艾乔恩。

◎发了芽的大蒜食疗效果甚微。另外，大蒜腌制的时间不宜过长，以免破坏其所含有的有效成分。

◎发了芽的大蒜食疗效果甚微。另外，大蒜腌制的时间不宜过长，以免破坏其所含有的有效成分。

美味降压零食

糖蒜

　　大蒜本是辛热的食品，过量食用易上火。用白醋、白糖浸泡出来的糖蒜，不仅可以减轻蒜的辣味，还能缓和蒜的热性，使更多人可以充分享受大蒜的美味。

降压食谱

豆苗鱼丸汤

材料 鱼胶100克，鲜豆苗250克，大蒜10瓣。

调料 无。

做法

1 把鱼胶制成鱼丸备用。

2 鲜豆苗洗净；大蒜去皮，洗净，拍烂，备用。

3 油锅烧热，投入大蒜，炒出香味后放适量的清水，煮沸后放入制好的鱼丸，煮熟后再放鲜豆苗，稍煮片刻后即可出锅。

蒜泥茄子

材料 茄子300克，大蒜适量。

调料 香油、盐、白糖各适量，味精少许。

做法

1 茄子去蒂、削皮，洗净后切大片，入蒸锅中蒸熟烂，取出凉凉。

2 大蒜去皮拍碎，加少许盐捣成蒜泥，放碗内，加入白糖、香油、味精、盐，拌成调味汁。

3 将调味汁浇在茄子上，搅拌均匀，即可食用。

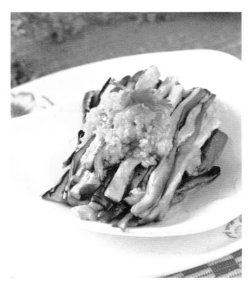

温馨提示

　　蒜泥茄子还有另外一种做法：首先将茄子去皮，洗净，切大片，蒸至八成，盛出凉凉，然后用蒜泥腌渍，蒜泥的量盖过茄子为好，腌至茄子发绿时即可食用。

银耳

热量（每100克）261千卡

【别名】木菌、木蛾、桑耳、雪耳、白木耳
【性味归经】味甘，性平，归肺、胃经
【忌食或慎食人群】气虚、性功能障碍、易腹泻或身体有出血状况者

降压成分

钙、钾、镁、烟碱酸、银耳多糖、类胡萝卜素

主要作用

润肺生津 \ 滋阴养胃 \ 益气和血 \ 补肾益精 \ 强心健脑

降压原理

银耳即白木耳，因颜色雪白、外形酷似人耳又称"雪耳"，主要成分为10%植物性胶质蛋白质，70%的矿物质。其植物性蛋白质成分中含有17种氨基酸，其中7种为人体必需氨基酸，而矿物质中则以钙质含量最高。在降血压方面，钙的作用为降低血液中的脂肪，同时强化、扩张动脉血管，以稳定血压。

银耳中的磷脂具有健脑安神的作用。银耳所含的膳食纤维和胶质则有利于中老年人润肠通便。银耳多糖具有抗癌、抗炎、抗放射线、抗衰老的作用，可提高肝脏的解毒能力，并能改善肾功能，降低血胆固醇、甘油三酯等。

银耳的另一个能稳定血压的重要成分为银耳多糖，主要有酸性多糖、中性杂多糖、酸性低聚糖等。银耳多糖具显著的抗氧化作用，能降低血管的外周阻力、改善动脉血液循环、减少血液黏稠度，避免血栓形成。

巧手选食物

◎新鲜银耳颜色洁白中带微黄，有光泽，朵大体轻疏松，肉质肥厚，坚韧而有弹性，蒂头无耳脚、黑点，无杂质等。

◎品质新鲜的银耳，应无酸、臭、异味等。

◎次质银耳的色泽不纯或带灰，耳薄质硬，嚼之有声，耳基未除尽，胀发性差。

这样吃才最降压

银耳宜用开水泡发，泡发后应去掉未发开和呈淡黄色的部分。

美味降压零食

🏵 银耳羹

在我国，银耳羹是一种常见的家庭汤品，也有一些市售银耳羹。家庭自制银耳羹可选用水分银耳10克，将其与适量冰糖放入碗内，加入适量凉开水，隔水炖3小时左右即可。

降压食谱

🏵 香甜蜜橘银耳汤

材料 水发银耳200克，蜜橘1个。

调料 白糖、水淀粉各少许。

做法

1 将银耳去蒂，洗净，放入碗中，加入少许清水，入笼蒸约1小时；蜜橘剥皮，除去筋络，取净橘瓣，备用。

2 锅中加适量清水，先放入银耳略煮，再加入橘瓣、白糖烧开，然后用水淀粉勾薄芡即可。

> **温馨提示**
> 经常食用本品能补脾开胃、清肠排毒、安眠健胃。

🏵 奶油银耳炒西蓝花

材料 西蓝花300克，银耳150克。

调料 奶油、鸡油、盐、味精、料酒、水淀粉各适量。

做法

1 将银耳用温水充分泡发，去根，洗净，入沸水中汆烫，捞出，沥干；西蓝花洗净，切小块，用沸水烫熟，捞出过凉。

2 锅中放适量水，下奶油、味精、料酒，调好口味，放入银耳炒2～3分钟，放入西蓝花翻炒至将熟后，再投入盐，翻炒片刻后用水淀粉勾芡，淋上鸡油，炒匀即可。

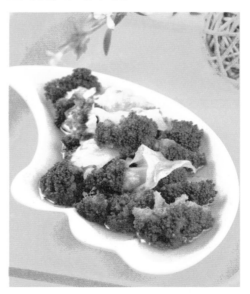

> **温馨提示**
> 西蓝花汆烫后，应放入凉开水中过凉，捞出沥干水。

黑木耳

热量
（每100克）
27千卡

【别名】云耳、桑耳、松耳
【性味归经】味甘，性平，归胃、大肠经
【忌食或慎食人群】患血性疾病者、腹泻者、孕妇

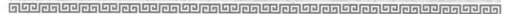

降压成分

钙、烟碱酸、维生素C、胡萝卜素、硒、膳食纤维、腺嘌呤核苷、黑木耳多糖

主要作用

降低血压 \ 降低血脂 \ 稳定血糖 \ 预防血栓 \ 预防贫血 \ 防动脉硬化 \ 改善便秘 \ 抗凝血 \ 抗血栓

降压原理

黑木耳别名桑耳、黑菜，不论是食用营养价值或者药用价值皆相当高。黑木耳具多种人体所需营养素，包括蛋白质、脂肪、糖类、钙、磷、铁、胡萝卜素、维生素B_1、维生素B_2、维生素C、烟碱酸、纤维素和胶质等。黑木耳属高钾低钠食品，高血压患者食之有益。黑木耳含有高量的腺嘌呤核苷，可抑制血小板聚集、溶解血栓，除了有效稳定血压外，还能预防心血管的病变与疾病。黑木耳中胶质的吸附力强，可将残留在人体消化系统内的灰尘杂质等吸附起来，排出体外，从而可以清涤胃肠。黑木耳对血小板的凝集有抑制作用，其所含的腺嘌呤核苷可减少老年人高血压诱发脑血栓的可能性。黑木耳中的膳食纤维、多糖体、纤维素、半纤维素、果胶等，可以促进胃肠蠕动、降低胆固醇，加速胆固醇排出体外，预防血管硬化，保护高血压患者的血管。

巧手选食物

以肉质肥厚、朵大完整者为佳。

这样吃才最降压

◎ 在温水中放入木耳，然后再放入盐，浸泡半小时可以让木耳快速变软。另外，在清洗黑木耳时再加入少量淀粉，之后再进行搅拌。用这种方法可以去除木耳细小的杂质和残留的沙粒。

◎黑木耳中的主要有效成分——黑木耳多糖，在热水中的溶解度较高，因此黑木耳煮熟后更有利于黑木耳多糖的吸收利用。煎汤后浓缩的目的是为了提高煎液中有效成分的浓度，使其更好地发挥作用。

美味降压零食

🏵 无糖黑木耳黑豆粉

　　黑木耳黑豆粉具有黑木耳和黑豆的双重食疗功效，可以清润肠胃，消脂排毒，活血散淤、养血去风、除烦解毒，有很高的营养价值，是可用于食疗的养生佳品。

降压食谱

🏵 冰糖木瓜双耳汤

材料 水发黑木耳、水发银耳各150克，木瓜200克。

调料 冰糖3大匙。

做法

1 将木瓜洗净，去皮及子，切成1厘米见方的丁；银耳、黑木耳均择洗干净，撕成小朵，再放入沸水中汆烫一下，捞出沥干，备用。

2 锅中加适量水烧开，下入黑木耳朵、银耳朵，小火煲50分钟，再放入木瓜丁、冰糖继续煲30分钟即可。

🏵 木耳什锦菜

材料 白菜200克，黑木耳120克，平菇100克，胡萝卜、青椒各50克，葱丝、姜丝、蒜片各适量。

调料 盐、鸡精各适量。

做法

1 白菜、胡萝卜、青椒分别洗净切片；黑木耳用水泡开后洗净，撕小块；平菇洗净后撕成小块。

2 油锅烧热，煸香葱丝、姜丝、蒜片，依次加入白菜片、平菇块、黑木耳块、胡萝卜片、青椒片炒熟。

3 加入盐、鸡精调味即可。

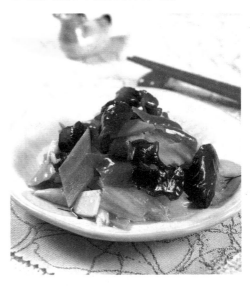

温馨提示

　　黑木耳一次用量不可过多，四五朵即可，要用冷水泡发。白菜宜选用菜帮的部位，用斜刀片开，这样炒制后口感脆嫩。

山 药

热 量
（每100克）
57千卡

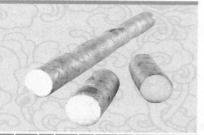

〖别名〗淮山、山芋、山薯、田薯、薯预
〖性味归经〗味甘，性平，归肺、脾、肾经
〖忌食或慎食人群〗易便秘与腹胀者

降压成分

镁、胆碱、多巴胺、黏蛋白、膳食纤维

主要作用

稳定血压＼控制血糖＼维持体重＼防癌抗癌＼防动脉硬化＼排除毒素＼促进血液循环＼保持血管健康＼代谢脂肪＼扩张血管

降压原理

山药含有大量的黏蛋白。黏蛋白是一种多糖体与蛋白质的混合物，它可以防止脂肪沉积在血管上以保持血管弹性，还能减少皮下脂肪堆积，避免肥胖，对于需要做好体重控管的高血压患者来说，是不错的选择。

山药中的多巴胺，镁都有扩张血管的功效，可以改善血液循环的功能，维持血压的稳定，而丰富的膳食纤维则能保健血管。膳食纤维就如同血管的清道夫，能吸附脂肪和有毒物质，让这些影响血管健康的有害物随着粪便排出体外，进而达到保持血管弹性、防止动脉硬化的功效。

巧手选食物

表皮光滑，外观完整、须根少、不干枯者为优质山药。

这样吃才最降压

◎若已削皮切块，应尽快食用，若一时无法食用完毕，可以用保鲜袋封好存放于冰箱中。

◎有专家认为山药最好的烹饪方法有两种。方法一是蒸山药，即原汁原味，没有其他任何添加物，这样营养价值能很好地保存，有效成分也不易被破坏，并且做法方便，把山药洗干净放上蒸锅即可。在吃的时候，还可以蘸点糖，咬一口真是嫩软清爽、满口留香。不过，有糖尿病的人最好还是"清吃"。方法二是木耳炒山药。

经专家介绍，木耳具有清肺、润肺、补血益气的作用，也是一种健康食物，若再配上山药，自然好上加好。这道菜老少咸宜，营养价值也很高。

美味降压零食

🏵 山药果脯

山药果脯的营养价值高，且含糖量适中。从营养角度来看，山药果脯中有益于降低血压的矿物质和维生素也容易被人体吸收。

降压食谱

🏵 银耳莲子山药汤

材料 银耳、莲子、山药、百合各50克，红枣6颗。

调料 冰糖适量。

做法

1　银耳、百合分别洗净，泡发；红枣去核，洗净；山药去皮洗净，切成块；莲子洗净，备用。

2　银耳、莲子、百合、红枣同时入锅，煮约20分钟，待莲子、银耳煮软时将山药块放入，稍煮一会儿，加入冰糖调味即可。

> **温馨提示**
> 煲此汤时，不要将莲心去除，莲子的排毒作用主要来自于莲心。

🏵 山药炒皮蛋

材料 山药半根，皮蛋1个，葱末、姜末各适量。

调料 盐1小匙，鸡精少许。

做法

1　山药去皮，洗净，切条，入锅蒸熟；皮蛋去壳，切成8瓣。

2　油锅烧热，加入葱末、姜末爆香。

3　放入山药条、皮蛋瓣翻炒几下，加盐、鸡精调味，炒匀即可。

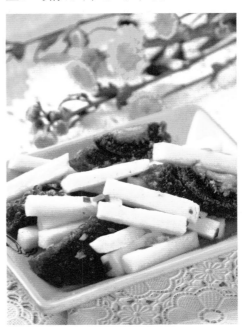

> **温馨提示**
> 切皮蛋时可找出一根干净的细线，用牙咬紧线的一段，左手拉着另一端，右手拿着剥了皮的皮蛋，然后将拉紧的线放在皮蛋上分切，切四下差不多就好了。

山楂

热量
（每100克）
102千卡

【别名】赤瓜实、山梨、棠棣子、猴揸、山果子

【性味归经】味酸、甘，性微温，归脾、胃、肝经

【忌食或慎食人群】脾胃虚弱者

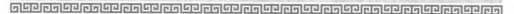

降压成分

三萜类、山楂黄酮类

主要作用

控制血压＼降胆固醇＼降低血脂＼抑制血栓＼强化血管＼帮助消化

降压原理

山楂中含丰富的维生素C、胡萝卜素、苹果酸、钙、铁等营养物质，能扩张冠状动脉，增加血流量，改善心脏活力。山楂的降脂作用在于能清除在血管中沉积的脂质，改善动脉粥样硬化。从山楂中提取出的山楂液膏黄酮、水解物及三萜酸，具有较好的降压作用。

在降血压作用上，山楂黄酮类与三萜类为最主要的降压功臣。其中，熊果酸为山楂中所含三萜类物质的主要成分，金丝桃甙则是山楂黄酮类的重要组成部分。这两大类型营养素都可以避免血管弹性纤维的断裂及损伤、减少脂肪沉积在动脉壁上、扩张血管、防止血栓的形成，避免血管发生阻塞现象。

巧手选食物

山楂有生的以及炒过的，不论购买哪一种，皆以外形完整、肉质厚、质地硬者为佳。颜色亮红的山楂比较新鲜，颜色深红的是放置时间稍长一些的。个头小的山楂果肉少，个头大的可能较酸，以个头中等的为宜。

这样吃才最降压

◎不可多吃山楂，而且食用后还要注意及时漱口，以防对牙齿有害。

◎山楂在降血压的同时还具有降血脂的作用，血脂低的人不可多吃。

◎牙齿怕酸的人可以食用山楂糕等山楂制品。

◎山楂不适合脾胃虚弱者食用，否则会加重他们的病情。

美味降压零食

 ## 山楂糕

　　山楂糕是一中非常美味的甜品，取山楂果汁，配上白糖、琼脂冻结成板即可。山楂糕口感爽滑、甜美可口，是一种老少皆宜的药用食品。适量食用山楂糕，不但可以帮助高血压患者控制血压，还可以消积，化滞、行淤。

降压食谱

 ## 椰子山楂粳米粥

材料 椰子300克，山楂片80克，粳米150克，玉米粒50克。

调料 冰糖30克。

做法

1 把椰子放在砧板上，然后拿刀背在椰子的硬壳上敲打几下，裂开之后再用小刀起肉。

2 山楂片切成米粒状；玉米粒洗净；粳米淘洗干净。

3 锅内放入粳米、玉米粒，加适量清水，大火烧开，改小火熬至米开且粥稠，放冰糖、山楂粒、椰肉稍煮即可。

温馨提示

　　此粥有消食解腻、健脾益胃、祛脂降压的功效。

银花山楂蜂蜜汤

材料 银花50克，山楂20克。

调料 蜂蜜20克。

做法

1 山楂洗净，去蒂，去子；银花用清水冲洗干净，备用。

2 把准备好的银花和山楂一同放入锅内，加入适量清水，先用大火煮沸，再用小火煮30分钟左右，然后去渣取汁，凉凉后再加入蜂蜜调匀，即可盛碗食用。

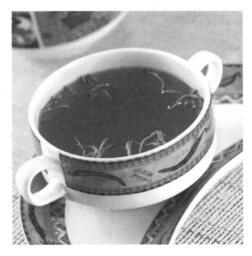

温馨提示

　　蜂蜜能够明显地增强人体对多种致病因子的抵抗力，促进脏腑组织的再生与修复，调整内分泌及新陈代谢，还能有效地增进食欲，改善睡眠质量并促进生长发育，对人体有着极强的保健功能和神奇的医疗效果。

　　所以，脏腑功能虚弱者宜常食。

核桃

热量
（每100克）
646千卡

【别名】胡桃、核桃仁、羌桃
【性味归经】味甘，性温，无毒，归肺、肾、肝经
【忌食或慎食人群】腹泻、腹胀、上火喘咳及感冒风寒者

降压成分

镁、钙、烟碱酸、多元不饱和脂肪酸、维生素、膳食纤维

主要作用

补脑健脑＼柔亮头发＼改善血液循环＼增强免疫力＼养颜美容＼降低血脂＼预防动脉硬化

降压原理

核桃中含多元不饱和脂肪酸，其中有亚麻油酸和次亚麻油酸，皆是维持健康的必需脂肪酸。次亚麻油酸可降低血液黏稠度、血脂、胆固醇，改善血液循环，合成前列腺素，适量摄取能维持血管弹性、降低动脉压。

核桃中也含纤维、镁、钾及维生素C，纤维蠕动肠道、防动脉硬化；镁、钾是高血压患者必需的营养素；维生素C能降胆固醇，稳定血压。

巧手选食物

带壳的核桃新鲜度高，建议购买带壳的核桃，进行料理前再去壳，这样最能做到保鲜的效果。若所购买的核桃已经去壳，则要注意有没有虫蛀的痕迹。此外，核桃的脂肪含量高，不新鲜的核桃通常带有油味，购买时可将核桃置于鼻子底下，闻一闻味道。

这样吃才最降压

◎核桃仁宜与山楂搭配食用。山楂能消食化积、活血化淤，并有扩张血管、增强冠状动脉血流量、降低胆固醇、强心及收缩子宫的作用。核桃仁能补肾养血、润肠化滞。核桃仁与山楂合用，相辅相成，具有补肺肾、润肠燥、消食积的功效。适合于治疗肺虚咳嗽、气喘、腰痛、便干等病症。核桃仁也可以作为冠心病、高血压、高脂血症及老年性便秘等病患者的食疗佳品。

◎食用核桃仁要注意一次不宜食用过

多，以免影响消化，最好坚持长期食用，一天食用量控制在3个左右。

美味降压零食

核桃仁

核桃仁营养价值相当高，不但有降低血压的食疗功效，还可以用于美容，让皮肤变得滋润光滑，富于弹性。把核桃仁当做零食，每天吃上几个，长时间坚持下去，不但血压可以得到很好的控制，就连皮肤也会变得越来越好。

降压食谱

核桃鸡片

材料 鸡肉300克，去皮核桃仁120克，蛋清1个。

调料 花椒盐、料酒、盐各适量，淀粉2大匙。

做法

1 鸡肉去皮除筋后洗净，切片，用蛋清、淀粉、盐、料酒调成的糊拌匀腌渍15分钟。

2 将核桃仁切成粒状，放入盘中；将鸡肉片两面沾满核桃粒，放入已烧热的油中，小火炸至金黄色，捞出，蘸花椒盐食用即可。

核桃蚝油生菜

材料 生菜200克，核桃仁100克。

调料 蚝油适量。

做法

1 将生菜洗净，沥干。

2 净锅烧热，放入核桃仁，以小火炒熟，盛出后压碎。

3 另起锅烧热，倒入适量的植物油，放入生菜用大火快炒1分钟，淋入蚝油炒至入味。

4 将生菜盛入盘中，撒上压碎的核桃屑即可。

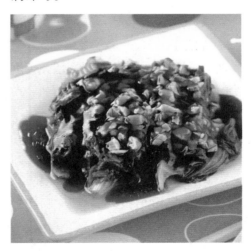

温馨提示

蚝油使用范围比较广，适合烹调各种食物。但蚝油不宜在锅里长时间停留，否则会失去鲜味。一般是在菜肴即将出锅前或出锅后趁热立即加入，蚝油经过加热，味道更浓，若不加热调味，味道会稍微逊色些。

枸杞子

热量
（每100克）
—

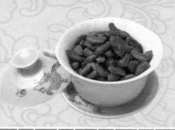

【别名】地骨子、杞子、甘杞子、宁杞子、西杞子
【性味归经】味甘，性平，归肾、肺经
【忌食或慎食人群】脾胃虚弱、易腹泻者

降压成分

钾、镁、钙、黄酮、牛磺酸、烟碱酸、维生素C、胡萝卜素

主要作用

降低血压＼抗血栓＼降胆固醇＼降血糖＼保护视力＼消除疲劳＼增强免疫力＼抗衰老

降压原理

枸杞子中所含的维生素P具有增强毛细血管张力的作用，可用于治疗高血压头痛、肩部疼痛等，还可预防动脉粥样硬化。枸杞子中还含有亚油酸，能防止胆固醇在血管内的沉积，具有防止动脉粥样硬化及高血压的作用。

枸杞子中富含的黄酮、牛磺酸与烟碱酸具有扩张血管，预防动脉粥样硬化的作用。枸杞子不仅是常见的中药材，也是非常适合拿来入菜的食材，含多种不饱和脂肪酸、维生素、矿物质，可以保护肝脏、维护视力健康、增强免疫力、抗衰老、降血糖等。

高血压患者食用枸杞子，可以摄取到许多降压营养素，例如能抗血栓、扩张血管、促进血液循环的钙、镁、烟碱酸与黄酮；具降低胆固醇、使血流清澈、保护心脏血管健康等作用的维生素C与胡萝卜素；以及能代谢钠的钾。

巧手选食物

大体上可分两部分来看：一是外观，应该挑选颗粒较大且颜色红润者；二是剥开观察，果肉厚实而且少籽者为上选。

这样吃才最降压

◎可入菜或冲泡作茶饮。食用前须浸泡清洗，避免食入染色剂或硫磺。
◎未食完的枸杞子可放入保鲜盒中，放入冰箱，冷藏保存。

枸杞果片

枸杞果片是一种市售零食，以枸杞子和山楂为主料，其他新鲜水果为辅料制作而成。山楂果片富含维生素C、果酸、氨基酸、胡萝卜素及多种矿物质，口感柔韧细腻、味道酸甜。

降压食谱

桂圆雪梨炖肉

材料 雪梨1个，猪瘦肉250克，枸杞子10克，桂圆、姜各少许。

调料 清汤、盐、味精各适量，冰糖、料酒各少许。

做法

1 雪梨洗净，去子、皮，切块；猪瘦肉洗净，切厚片；枸杞子泡透；桂圆肉洗净；姜去皮切丝。

2 锅内加水，待水开时，投入猪瘦肉片，用大火煮片刻，捞起，备用。

3 在炖盅内加入猪瘦肉片、雪梨块、枸杞子、桂圆肉、姜，调入盐、味精、冰糖、料酒，注入清汤，加盖，入蒸笼隔水炖1小时即可。

温馨提示

雪梨切好后，需立即烹调，否则梨的表面会变黑，影响菜的美观。

玉米枸杞子羹

材料 鲜玉米粒200克，枸杞子、青豆粒各适量。

调料 白糖2大匙。

做法

1 先将鲜玉米粒、枸杞子、青豆粒用清水洗净。

2 锅内烧水，待水开后，投入玉米粒、枸杞子、青豆粒，用中火煮沸后，续煮约6分钟。

3 然后调入白糖稍煮片刻，盛入碗内即可。

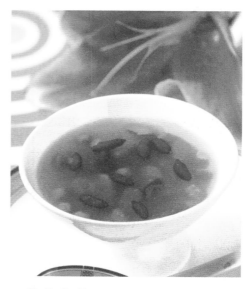

温馨提示

如果鲜玉米一次吃不完，需要长期保存，只要将新鲜玉米去皮，用保鲜膜包好后放入冰箱内冷冻，这样即使是在冬天也能吃到鲜嫩的玉米。

苦杏仁

热量
（每100克）
578千卡

【别名】杏、杏仁果
【性味归经】味苦，性微温，有小毒，归肝、大肠经
【忌食或慎食人群】孕妇、幼儿

降压成分

钾、钙、镁、维生素C、维生素E、烟碱酸、精胺酸、单元不饱和脂肪酸

主要作用

抗氧化\降胆固醇\稳定血压\防心血管病\舒缓情绪\抗老化

降压原理

坚果类食物如花生、杏仁、核桃等，皆富含不饱和脂肪酸与人体必需氨基酸，有益于心血管健康，能降低动脉粥样硬化、心脏病的风险。

杏仁富含有益于身体健康的单元不饱和脂肪酸，能够降低体内坏胆固醇的含量，以减少血管病变的概率，保持血管健康，对高血压患者来说相当重要。

此外，镁、钾、钙等营养素也为高血压患者所需，能稳定血压。

杏仁中的维生素E和精氨酸，能打通血管的硝酸前驱物质，防止血小板凝聚，从而降低血栓、血管阻塞的危险。

巧手选食物

建议购买时用指甲按压杏仁，以坚硬者为佳。若指甲能按入杏仁里，则代表已受潮，应避免选用。

这样吃才最降压

苦杏仁生食或加工不当可致中毒。因为苦杏仁含有大量的苦杏仁氰甙，误食过量有生命危险。将苦杏仁去皮去尖，热水浸泡1天，不加盖煮熟，使氢氰酸挥发后可食用。

美味降压零食

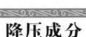 ### 干果杏仁

干果杏仁即杏仁的干品，保留了杏仁的营养成分，功效与鲜杏仁一

样。干果杏仁有很多好处，随身携带不用担心因变形、变质而不能使用。另外，减肥的高血压患者也可以放心选择杏仁作为零食。因为杏仁富含不致发胖的单元不饱和脂肪酸，而且饱和脂肪酸含量非常少。杏仁的细胞壁会阻碍脂肪酶接触脂肪，从而减少对脂肪的消化吸收。

降压食谱

🏵 百合杏仁粥

材料 百合1大匙，杏仁2小匙，红豆半杯。

调料 白糖少许。

做法

1. 红豆洗净，加水，放入锅中，用大火煮沸，再转成小火煮至半熟。

2. 将百合、杏仁、白糖加入锅中，煮至粥熟即可。

温馨提示

百合具有很好的润肺止咳功效，常用于肺燥或阴虚引起的咳嗽、咯血等的食疗。杏仁同样也具有良好的润肺作用，能降气、止咳、平喘，对咳嗽气喘、胸满痰多、血虚津枯等有不错的疗效。百合、杏仁与具有清热利湿作用的红豆搭配煮粥，可润肺止咳、除痰利湿。此粥对肺燥咳嗽、气喘、小便不利等也有食疗功效。建议早晚服用此粥。

🏵 西芹炒杏仁

材料 西芹200克，杏仁150克，胡萝卜100克，玉米粒适量。

调料 蒜蓉汁、盐、味精以及高汤各适量。

做法

1. 西芹撕去筋后，切小粒，入水汆烫后捞出，立刻冲凉水，以保持翠绿；胡萝卜洗净去皮，切丁，备用。

2. 热锅下2大匙油，爆香蒜蓉汁，放入杏仁，炒至稍泛黄色时加入西芹粒、胡萝卜丁、玉米粒翻炒。

3. 加少许高汤，下味精、盐调味，炒匀即可。

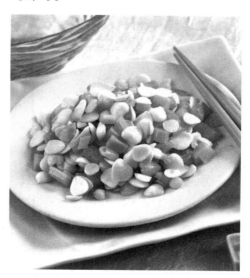

温馨提示

芹菜烹制得越生鲜保健功效越显著，通常被丢弃的芹菜叶其实才是真正的排毒高手。

黑芝麻

热量
（每100克）
559千卡

【别名】胡麻、脂麻
【性味归经】味甘，性平，归肝、肾、大肠经
【忌食或慎食人群】易腹泻者、慢性肠胃炎者、皮肤病患者

降压成分

钾、钙、镁、单宁、烟碱酸、精胺酸、色氨酸、芝麻素、维生素C、维生素E、亚麻油酸、多酚

主要作用

降低血压＼降低血脂＼降胆固醇＼防癌抗老化＼润泽乌发＼强化心血管＼抗氧化＼均衡人体所需营养＼安定神经＼维持血管壁的弹性

降压原理

黑芝麻中有许多对血管有益的营养素，维生素E能维持血管壁的弹性；亚麻油酸能防止血栓形成、预防动脉粥样硬化，同时有降血压的效果；芝麻素能在体内发挥强力的抗氧化作用，降低血液中的胆固醇。且由于芝麻素会产生氧化氮，能抑制血管收缩，调节血压。除了抗氧化物质、各种维生素外，黑芝麻也拥有优质蛋白质，其中的色氨酸含量丰富。色氨酸能安定神经，对稳定血压有帮助。另外，黑芝麻也含有精氨酸，能抑制使血压上升的酶的活性，进而降压。

巧手选食物

◎外观上宜选择果粒饱满完整、色泽光亮者。挑选时建议可以稍稍按压，假如一压就碎，代表芝麻放置的时间过久，不宜购买。

◎黑芝麻也有真假之分，在挑选黑芝麻时，要找出一个有断口的黑芝麻，看断口部分的颜色，如果断口部分是黑色的，那就说明是染色的；如果断口部分是白色的，那就说明这种黑芝麻是真的。

◎在买黑芝麻时，可用打湿的手绢或纸巾辨真伪，在湿纸巾上揉搓不掉色的是真货，否则就可能是假货。

这样吃才最降压

◎黑芝麻外面有一层稍硬的膜，把它

碾碎后营养才能被人体顺利吸收，所以高血压患者应该食用加工以后的黑芝麻。

◎熬粥时，可在粥里加一些黑芝麻粉，既好吃又降压。

美味降压零食

芝麻蜜糕

芝麻蜜糕是用黑芝麻、蜂蜜、玉米粉、白面、鸡蛋2个、发酵粉等材料制成的，营养丰富且均衡，可以满足高血压患者对一些基本的营养素的需求。

高血压患者每天吃一些，长期坚持，血压会慢慢降为正常值。

降压食谱

五仁粳米粥

材料 芝麻、松子仁、核桃仁、桃仁（去皮尖，炒一下）、甜杏仁各10克，粳米1杯。

调料 无。

做法

1 将芝麻、松子仁、核桃仁、桃仁、甜杏仁一同碾碎，混合均匀。

2 粳米淘洗干净。

3 将五仁碎末与粳米加适量水一同放入锅中，煮成稀粥即可。

核桃芝麻糊

材料 核桃、黑芝麻糊粉、糯米粉各100克，鲜奶80克。

调料 红糖、白糖各20克，盐少许。

做法

1 核桃放在容器中，用微波炉加热4分钟，稍凉后剁成小粒。

2 将核桃粒、黑芝麻糊粉、糯米粉加水打匀，再加入红糖、白糖、盐、鲜奶和水，再次打匀成极细的芝麻糊。

3 把打好的芝麻糊倒入锅中，煮至熟透即可。

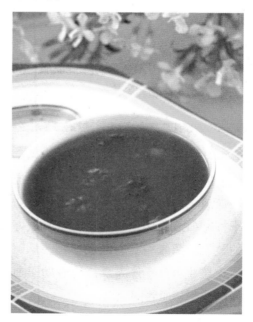

温馨提示

芝麻糊要边煮边搅动，避免结块。家里如果有糖尿病人的，不要放糖。

黑米

热量（每100克）**341千卡**

【别名】紫米、墨米、黑糯米
【性味归经】味甘，性温，归脾、胃、肺经
【忌食或慎食人群】消化不良，易胀气者

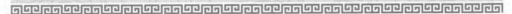

降压成分

镁、钾、烟碱酸、维生素C、膳食纤维

主要作用

帮助代谢钠＼抑制血脂上升＼预防动脉硬化＼控制血压＼降低血脂＼抗氧化＼降胆固醇

降压原理

黑色的种皮具有花青素，可以提高血清中的高密度脂蛋白胆固醇，对于抑制血液中脂质的过氧化也有很好的效果。黑米中含有的镁、钾、烟碱酸、维生素C等营养素，皆有助于血压的控制与血管的保健。

这样吃才最降压

◎黑米粥的滋补功效很强。
◎黑米若与莲子、麦片一起煮粥食用，可避免肠胃消化不良。
◎黑米不容易被消化，所以早上刚起床时不宜饮用黑米粥，以免给肠胃造成负担。餐后适当饮用，效果会更好。

降压食谱

八珍香粥

材料 黑米250克，红枣、西米各25克，香米10克，白果、核桃仁、百合、桂圆肉各适量。

调料 冰糖100克。

做法

① 将黑米、西米、香米分别淘洗干净，放入清水中浸泡4小时；红枣去核，洗净；白果、核桃仁、百合、桂圆肉分别洗净，备用。

② 锅中加适量水，放入黑米，小火煮至米粒柔软。

③ 再加入其他的材料，用小火煮至粥汁黏稠，然后放入冰糖搅匀，即可出锅食用。

荸荠

热量（每100克）61千卡

【别名】马蹄、地栗

【性味归经】味甘，性寒，归胃、肺、肝经

【忌食或慎食人群】小儿消化力弱者、脾胃虚寒者、有血淤者

降压成分

膳食纤维、胡萝卜素、烟酸、维生素C、钙、钾、镁

主要作用

生津润肺＼化痰利肠＼通淋利尿＼消痈解毒＼凉血化湿＼消食除胀

降压原理

荸荠味甜多汁，脆嫩可口，能作水果生食，亦为菜肴佳品。现代医学研究发现，荸荠有利尿降压之用，荸荠中含有一种有效成分叫做荸荠英，这种物质可降低血压，防癌治癌。

这样吃才最降压

◎ 荸荠煮熟后食用效果好，如果生吃，会导致消化系统疾病。

◎ 荸荠榨成汁与豆浆搅拌均匀后服用，对高血压患者非常有益。

降压食谱

❀ 荸荠粳米粥

材料 荸荠150克，粳米100克，枸杞子少许。

调料 白糖少许。

做法

1 将荸荠冲洗干净，去尖，去皮，切成小块，放入沸水锅内稍余烫捞出。

2 粳米淘洗干净，备用。

3 粳米加适量清水放入锅中，用大火煮沸后，加入荸荠块，再用小火续煮至粥成，加枸杞子，再用白糖调味即可。

【温馨提示】

根茎类蔬菜中荸荠的含磷量是比较高的，磷对牙齿骨骼的发育很有好处，是人体生长发育和维持生理功能必不可少的营养素。此外，它还可调节人体内的酸碱平衡，促进体内的糖、脂肪、蛋白质三大物质的代谢。因此，此粥不久适合高血压者食用，也非常适合于生长发育期的儿童食用。

香 蕉

热量
（每100克）
93千卡

【别名】蕉子、甘蕉、蕉果
【性味归经】味甘、微酸，性凉，归脾、胃经
【忌食或慎食人群】易腹泻、胃酸过多者与痛经的女性

降压成分

钾、膳食纤维

主要作用

降低血压＼稳定血糖＼降胆固醇＼防癌抗癌＼保护肠胃＼改善便秘

降压原理

香蕉含钾量丰富，平均每100克的香蕉约含有290毫克的钾，含量在水果类食物中名列前茅。大量的钾可平衡钠的不良作用，并促进细胞及组织生长。

科学家还从香蕉中发现了一种能抑制升高血压的物质——血管紧张素转化酶抑制物质，可以抑制血压的上升，对高血压具有很好的防治作用。

香蕉还富含膳食纤维，可以降低血液中的胆固醇、维持肠胃道的细菌生态，不但能稳定血压，同时也有利于解便的顺畅，避免便秘发生。

巧手选食物

挑选香蕉时，要注意外皮的色泽与完整度。优质的香蕉色泽一致，没有裂口。当香蕉外皮出现小黑斑点时，代表最佳食用时机。若所购买的香蕉外皮呈现较青绿的颜色，则代表香蕉仍未完全成熟，可以放久一点再食用。

这样吃才最降压

◎**食用熟透的香蕉。**香蕉未成熟时，果肉涩得不能下咽。生香蕉的涩味来自于香蕉中含有的大量的鞣酸，鞣酸具有非常强的收敛作用，可以将粪便结成干硬的粪便，从而造成便秘。

◎**适量食用香蕉。**香蕉中含有较多的镁、钾等元素，它们是人体健康所必需的，但一下子摄入过多，就会引起血液中镁、钾含量急剧增加，造成体内钾、钠、钙、镁等元素的比例失调，影响健康。

美味降压零食

🏵 烤香蕉片

香蕉含多种矿物质和维生素，味甘易食，是最受大众欢迎的水果之一。但是香蕉是寒性水果，能降低体能。体热的人，适合吃生香蕉。体寒的人如果吃生香蕉，则易使体寒更为严重。香蕉烤过之后可去除寒性，并产生一种低聚糖成分，增加肠道中的有益菌。所以，体寒的高血压患者很适合吃烤香蕉片。

降压食谱

🏵 香蕉粳米粥

材料 香蕉2根，粳米100克。

调料 冰糖适量。

做法

1 将香蕉剥去外皮，撕掉筋，切成片；粳米淘净。

2 锅中放入清水、粳米，先用大火煮沸后再用小火熬煮，待粥将成时，加入香蕉片、冰糖略煮即可。

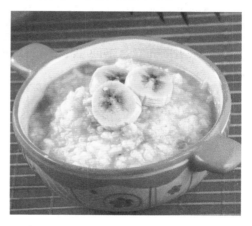

温馨提示

香蕉含有丰富的矿物质，特别是钾离子的含量较高，另外香蕉中还含有一种能够帮助人体制造"开心激素"的氨基酸，可减轻心理压力，常吃香蕉对补脑也很有帮助。香蕉的味道稍甜，不喜欢生吃香蕉的人可以按照菜谱做成粥，既美味又营养。

🌿 健康嘱咐

◎香蕉不适合放置于冰箱中，香蕉不耐低温，当保存环境温度过低时，香蕉外皮容易变黑。

◎香蕉不可空腹食用，空腹服用会抑制心脏功能。

◎香蕉不宜与甘薯同食。

◎香蕉性寒，脾胃虚寒、胃痛腹泻者宜少食。

◎香蕉有利便作用，可预防和改善便秘状况。

苹 果

热量
(每100克)
54千卡

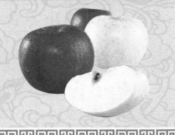

【别名】沙果、滔婆、奈、平波、天然子、超凡子

【性味归经】味甘、微酸，性凉，归脾、肺经

【忌食或慎食人群】胃寒者

降压成分

钾、果胶、维生素C、膳食纤维

主要作用

调节血压＼降胆固醇＼防动脉硬化＼代谢钠质

降压原理

高血压的发生往往与人体内钠盐的积累有关，而苹果中含有一定量的钾盐，可将人体血液中的钠盐置换出来，有利于降低血压。

苹果的果胶能强化胆酸的代谢，因此身体需要消耗胆固醇来合成新的胆酸，当体内胆固醇减少，血管的健康状态较佳时，血压便能更稳定。

这样吃才最降压

◎苹果洗净后生吃保健效果就很好。

◎吃苹果时要细嚼慢咽，这样做不仅可以减轻肠道的负担，还可以增加营养的吸收概率。

◎苹果中的营养丰富，可以提高人体的免疫力，应坚持长期食用。

降压食谱

苹果炒牛肉

材料 牛腿肉300克，苹果2个，熟芝麻、葱段各适量。

调料 A：鸡汤；B：水淀粉、小苏打适量；C：酱油、白糖、料酒、盐、味精各适量。

做法

① 牛肉洗净，切薄片，放碗中，加调料C拌匀，分3次加适量清水，搅拌，最后加调料B拌匀，静置。

② 苹果去皮、核，切薄片，浸在水中；油锅烧至四成热，放入牛肉片，用筷子划散，捞出，沥油。

③ 另起油锅，放入葱段，加调料A烧开，倒入苹果片、牛肉片，大火煮开后，撒上熟芝麻即可。

橘 子

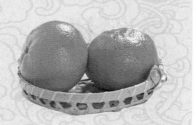

热量（每100克）51千卡

【别名】橘柑、柑橘、橘柑子
【性味归经】味甘、酸，性凉，归肺、胃经
【忌食或慎食人群】风寒咳嗽、痰饮咳嗽者

降压成分

维生素 C、钙、膳食纤维、胡萝卜素、尼克酸

主要作用

疏通血脉＼理气止痛＼化痰＼利气＼疏肝行气＼消肿毒＼宽中下气＼化痰止咳

降压原理

橘子皮薄肉柔，甘甜多汁，气味芳香，具有很高的营养价值，是体虚、久病、产后的保健果品。

橘子的多种有机酸和维生素，能调节人体新陈代谢，尤其对老年人的肺功能及心血管病患者有益。经常食用有助于降低血压，降低毛细血管脆性，对高血压患者康复有益。

除此之外，橘子还可以提高肝脏解毒功能，加速胆固醇转化，防止动脉硬化。

这样吃才最降压

◎吃橘子的时候要把橘子瓣表面的白络一起吃下去，否则很容易上火。

◎三餐前各吃1个橘子可保护血管。

◎橘子虽好，但不宜食用过多，否则，就会使人体过量摄入维生素C，体内代谢的草酸就会增多，易引起尿结石、肾结石。此外，多吃还对口腔和牙齿有害。

降压食谱

橘皮粥

材料 粳米100克，干橘皮30克。

调料 白糖5克。

做法

1 将干橘皮洗净沥干，研成细末。

2 粳米洗净，泡半小时，捞出沥干。

3 冷水、粳米入锅，先用大火煮沸，再改小火熬煮。

4 至粥将成时，加入橘皮末和白糖略煮片刻即可。

猕猴桃

热量
（每100克）
61千卡

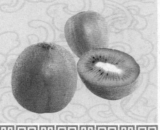

【别名】山洋桃、藤梨
【性味归经】味甘、酸，性寒，归胃、膀胱经
【忌食或慎食人群】易腹泻、尿频者或月经过多的女性

降压成分

钾、钙、精胺酸、镁、维生素C、维生素E、膳食纤维

主要作用

调整血压＼降低血糖＼降低血脂＼降胆固醇＼预防老化＼提升免疫力＼减少肠胃胀气

降压原理

以往猕猴桃因高含量的维生素C而受瞩目，被视为养颜美容的圣品，但其实猕猴桃的营养成分非常多元，有矿物质钙、镁、钾，不仅能帮助睡眠、缓和情绪，还可以调整血压。

猕猴桃的钾含量颇高，而且钠含量又低，相当适合高血压患者食用，丰富的膳食纤维（果胶），可以降低胆固醇、维持肠胃道细菌生态，具有稳定血压与促进体内环保等作用。

巧手选食物

◎ **优质猕猴桃：**以外表完整、无斑点、无明显挤压或破损、有自然光泽、绒毛整齐、轻握时有弹性者为佳。

◎ **区别真假猕猴桃：**从外观形状看，使用过膨大剂的果实果身变粗，尖端明显肥大，成直桶形状，果实的颜色也会变绿，果皮粗糙，皮孔加深变大。使用过膨大剂的果实果肉变松，剖面颜色淡白，且甜度下降。

这样吃才最降压

若果皮还是硬的，可放于室温催熟，若猕猴桃的果皮已软，最好放在冰箱里储存。

美味降压零食

猕猴桃果脯

猕猴桃加工成果脯后，酸甜可口，保存了鲜猕猴桃的全部营养和色香味，并有松脆的口感。猕猴桃果脯具有携带方便、保存期长等特点，备受人们的欢迎。另外，猕猴桃还被加工成果汁、果酱、果酒、糖水罐头等，这些产品或黄、或褐、或橙，色泽诱人，风味可口，是老年人、儿童、体弱多病者良好的滋补品。

降压食谱

生菜水果沙拉

材料 生菜1棵（约250克），苜蓿芽150克，苹果半个，猕猴桃1个，红甜椒丁、黄甜椒丁各适量。

调料 酸奶3大匙，牛奶2大匙。

做法

① 生菜洗净，用剪刀或锐利的水果刀沿菜心剖开，把菜心取出，叶片一片片取下，再剪成圆放入冰水中泡一下。

② 苹果洗净切丁；猕猴桃去皮、切丁，和红、黄甜椒丁混合。

③ 苜蓿芽洗净、沥干；酸奶和牛奶混合成酸奶酱汁。

④ 生菜叶上放苜蓿芽、混合的蔬果丁各适量，淋上酸奶酱汁即可。

> **温馨提示**
>
> 苜蓿芽是除黄豆芽、绿豆芽以外越来越受欢迎的芽菜。它高纤维低热量，是倡导健康减肥者的首选食材之一。

猕猴桃拌海带丝

材料 猕猴桃3个，海带60克。

调料 生抽、白糖、芥末、胡椒粉、味精各适量。

做法

① 海带洗净后，切成丝，用沸水煮熟，再用冷水冲一下；猕猴桃去皮，切成长段。

② 将海带丝和猕猴桃段放入盘中，加入生抽、白糖、芥末、胡椒粉、味精，搅拌均匀即可。

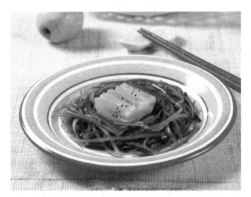

> **温馨提示**
>
> ◎放熟后的猕猴桃才可以食用。未成熟的猕猴桃果实味道酸涩，吃起来还有刺口的感觉，这是因为其中含有大量蛋白酶，它能分解舌头和口腔黏膜的蛋白质，从而引起口部的不适感。
>
> ◎成熟后的猕猴桃，用手指肚轻轻按压其两端附近，不会有那种坚硬的感觉，而且按压处会有轻微的变形，但也是很软，这就是最佳的食用状态。

菊 花

热 量
（每100克）
—

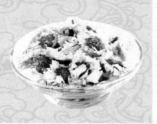

【别名】杭菊、贡菊、白菊花、菊花炭、滁菊花、黄菊花
【性味归经】味辛、甘、苦，性微寒，归肺、肝经
【忌食或慎食人群】胃寒者

降压成分

黄酮类

主要作用

降低血压＼降胆固醇＼抗氧化＼防动脉硬化＼安定情绪＼促进血液循环＼预防失眠＼增加血管通透性

降压原理

菊花含有黄酮类物质，黄酮类物质有高抗氧化的功能，能避免胆固醇氧化，维持血管壁的弹性，同时还具备扩张血管的功能，故能使得血液疏通顺畅，当血液流通不受阻碍的时候，血压就不再逐渐升高了。

菊花茶向来被中医认定有安神降血压的功效。情绪的波动对血压会造成影响，维持安定的情绪是高血压患者自我保健的原则之一，建议高血压患者不妨多饮用菊花茶，可以安定情绪、稳定血压。

巧手选食物

◎菊花挑选时以花身干、颜色白、味道香、花朵头大且没有碎者为佳。
◎贡菊与杭菊的区别：贡菊头状花序呈扁圆形或不规则球形，外层苞片革质，绿色，三角状卵形，中层卵形，内层长卵形。杭菊头状花序呈碟形或扁球形，常数个相粘连成片状。总苞片外层三角形，中层卵圆形，内层为基部窄的卵圆形。舌状花白色或淡黄白色，平展或微折叠，基部无苞片。

这样吃才最降压

入水中煮沸5分钟即可代茶饮。

美味降压零食

❀ 菊花酒

由菊花加糯米、酒曲酿制而成，古称长寿酒，其味清凉甜美，有养肝、明目、健脑、延缓衰老等功效。

降压食谱

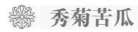

秀菊苦瓜

材料 苦瓜350克，食用菊花2朵。

调料 盐1小匙，味精、鸡精各半小匙。

做法

1 苦瓜洗净去皮，去蒂及子，切条，入沸水中汆烫，捞出凉凉，沥干。

2 用流动水将菊花冲洗干净。

3 油锅烧热，放入苦瓜条滑炒至熟。

4 加调料调好味后，装盘，撒菊花瓣即可。

温馨提示

苦瓜中的蛋白质成分及大量维生素C能提高机体的免疫功能，使免疫细胞具有杀灭癌细胞的作用。从苦瓜子中提炼出的胰蛋白酶抑制剂，可以抑制癌细胞所分泌出来的蛋白酶，阻止恶性肿瘤的生长。

健康嘱咐

◎ 一般体质的人在饮用菊花茶时，可在杯中加入几颗冰糖，这样喝起来味道更加甘醇。但糖尿病患者或血糖偏高的人，最好不要加冰糖，单饮菊花茶即可。

◎ 菊花与山楂、金银花、茉莉花等花茶一起泡水饮用，其清热去火的功效会更为显著。

菊花粳米粥

材料 粳米100克，菊花茶适量。

调料 冰糖、高汤各适量。

做法

1 菊花茶用热水泡开，备用。

2 粳米洗净，加入适量清水浸泡后捞出，沥干。

3 锅中加入高汤、粳米煮沸，转小火煮约1小时，至米粒软烂黏稠。

4 加入适量菊花茶及冰糖，用大火烧沸，转小火慢煮3分钟，即可。

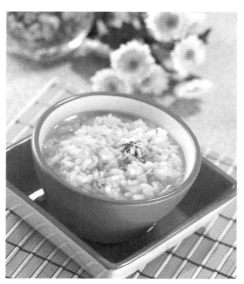

温馨提示

菊花茶虽有清热解毒作用，但对中医所指的阳虚体质就不太合适。其实，花茶偶尔饮饮无妨，但几乎所有的花茶，都不能长期大量随意饮用，应根据具体情况科学地加以选择。

槐花

热量
（每100克）
—

【别名】金药树、护房树、豆槐、槐米、槐蕊
【性味归经】味苦，性微寒，归肝、大肠经
【忌食或慎食人群】脾胃虚寒及阴虚发热而无实火者

降压成分

芦丁、槲皮素、槐花二醇、维生素A

主要作用

降血压＼润肠通便＼润肺止咳＼解毒＼止痛

降压原理

槐花中的有效成分能扩张冠状动脉，改善心肌循环并降低血压。槐花所含的芦丁可增强毛细血管的抵抗力，对高血压患者有防止脑血管破裂的功效。槐花中含有较多的维生素，能增强毛细血管的抵抗力，有防止脑血管破裂的功效。

这样吃才最降压

◎将槐花冲洗干净后生吃，这样营养才是最丰富的。

◎用槐花做出的疙瘩汤是一道非常美味的佳品，吃过此汤后会口舌生香，让人顿觉清爽。

降压食谱

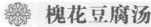

槐花豆腐汤

材料 槐花200克，豆腐250克，葱、姜、蒜各适量。

调料 盐、胡椒粉各少许，鸡汤、醋、香油各适量。

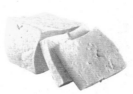

做法

① 将槐花冲洗干净，沥干水分；豆腐切成片；葱、姜、蒜洗净后，分别切成细末，备用。

② 置锅火上，下香油烧至五成热。

③ 投入葱末、姜末、蒜末爆香后，加入鸡汤、盐、胡椒粉、豆腐片，汤煮沸后去浮沫。

④ 锅内倒入槐花，再次煮沸后加入香油、醋调味，盛入汤碗内即可。

荞 麦

热 量（每100克）
337千卡

【别名】荞子、花乔、田荞、乌麦

【性味归经】味甘，性平，归脾、胃经

【忌食或慎食人群】过敏、体虚气弱、脾胃虚弱者及肿瘤患者

降压成分

钾、钙、镁、芦丁、色氨酸、膳食纤维

主要作用

降低血压＼稳定血糖＼帮助消化＼保护心血管＼降胆固醇＼控制体重

降压原理

对高血压患者来说，荞麦含有大量的芦丁成分，能保护微血管，抑制使血压上升之酶的活性，可有效降低血压。荞麦中还有丰富的镁与钾，能强化心脏功能、避免血管收缩、加速钠的代谢。

这样吃才最降压

◎将荞麦与大米一起煮粥，不但口感好，还可以预防便秘。

◎将荞麦磨成粉，可做糕饼、面条、水饺皮等，也是不错的选择。

降压食谱

香菇荞麦面

材料 荞麦面条150克，水发香菇50克，姜、葱各适量。

调料 盐、味精、酱油各适量，香油少许。

做法

① 把葱、姜洗净，葱切花，姜切丝，装碗中，再放入适量盐、味精、酱油、色拉油、香油调匀成味汁。

② 将水发香菇去蒂洗净，切成片，放入沸水中煮数分钟，捞出沥干，放入碗中。

③ 锅中加水烧沸，下荞麦面条煮熟，捞入碗中，倒入调好的味汁即可。

温馨提示

香菇清洗时，不可在水中浸泡太久，否则会损失一部分营养，只需用清水洗净即可。香菇在烹煮之前过一下热水，可使鲜度提高。

糙 米

热量（每100克）347千卡

【别名】玄米

【性味归经】味甘，性平，归大肠经

【忌食或慎食人群】消化不良者

降压成分

镁、维生素E、亚麻油酸、膳食纤维、γ-胺基酪酸

主要作用

控制血糖＼调整血压＼蠕动肠胃＼改善便秘＼防老年痴呆症＼促进代谢＼预防肥胖

降压原理

糙米具有减少体内中性脂肪的特点，能保护心血管，对高血压患者也很有帮助。糙米含有镁、维生素E、亚麻油酸、膳食纤维、γ-氨基酪酸等营养成分。有促进肠胃蠕动、改善便秘、预防肥胖、加速新陈代谢、调节血压、控制血糖等多种功效。在调节血压方面，γ-氨基酪酸能通过刺激副交感神经的方式来抑制交感神经的活络，避免血管过度收缩，稳定血压。同时能促进肾脏机能，使钠的代谢更顺畅。

糙米的表层含有植酸，有碍人体吸收钙、镁、蛋白质等养分，因此在煮前一定要进行浸泡。

巧手选食物

因脂肪含量丰富，营养素高，所以糙米与胚芽米比白米容易变质或发霉，常温下存放期限约三个月，若置于冰箱可延长期限，但最好斟酌食用量，以少量多次采购为佳。

这样吃才最降压

◎米洗净后应浸泡1～2小时，再加入1.2～1.5倍的水一同煮，若使用电饭锅，外锅的水量也可相对增加。

◎糙米的表层含有植酸，植酸会阻碍人体吸收钙、镁、蛋白质等养分，因此浸泡这道手续万万不可省，因为水可以分解植酸。只有将糙米放入清水中充分浸泡后，我们才能真正吃到糙米的营养！

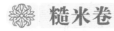

美味降压零食

糙米卷

糙米卷是一种膨化食品，主料为纯糙米，中间填有蛋黄、牛奶制品、果酱等卷心，口味多种多样。因为糙米卷不是油炸食品，食用起来更有利于人体健康。

降压食谱

排骨糙米粥

材料 排骨200克，糙米100克，葱1根。

调料 香油、盐各适量。

做法

1 糙米洗净，加水浸泡1小时以上；排骨切小块，氽烫尽血渍；葱洗净后切末。

2 将糙米放入锅中，加入适量清水煮开，再将处理好的排骨块放入锅中，用小火熬至粥稠。

3 加盐调味后熄火，撒上葱花，淋入香油即可。

温馨提示

猪排骨提供人体生理活动必需的优质蛋白质、脂肪，尤其是丰富的钙质可维持骨骼健康。刚买回的排骨具有腥臊味，将其入锅氽烫，可以去除血水和排骨的腥臊味。且氽烫处理过的排骨口感更佳。

木瓜糙米粥

材料 木瓜半个，糙米50克，枸杞子少许。

调料 葡萄糖少许。

做法

1 糙米洗净，用水浸泡2小时以上，捞出放入果汁机中，加适量清水，打碎后去渣取汁。

2 将糙米汁放入锅内，以中火煮沸，加入葡萄糖，充分搅拌均匀。

3 木瓜削皮、去子、切块，和洗净的枸杞子一起放入锅中，煮熟即可。

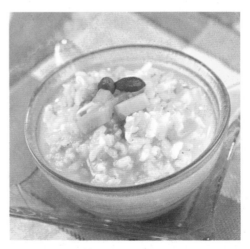

温馨提示

木瓜具有增强体质、丰胸美容、护肤养颜的功效。但要注意不适宜孕妇和过敏体质人士食用。注意我们平时食用的木瓜是产于南方的番木瓜，可以生吃，也可作为蔬菜和肉类一起炖煮。北方木瓜多用于治病。

燕麦

热量（每100克）367千卡

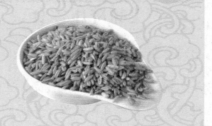

【别名】雀麦、野麦、油麦、玉麦
【性味归经】味甘，性平，归肝、脾、胃经
【忌食或慎食人群】对麸质过敏者

降压成分

镁、硒、膳食纤维、亚麻油酸

主要作用

稳定血压 \ 控制血糖 \ 降低血脂 \ 降胆固醇 \ 防心血管疾病 \ 防癌抗老

降压原理

燕麦富含不饱和脂肪酸、镁、硒、膳食纤维、亚麻油酸。燕麦的脂肪含量是所有麦类中最高的，而其所含脂肪中有高达80%的不饱和脂肪酸，可起到调节胆固醇的作用。每100克燕麦约有10克膳食纤维，其中的β-葡萄糖等水溶性膳食纤维，可以影响脂肪吸收、降低血脂，且热量低、容易被人体吸收。

燕麦中的亚麻油酸含量也很高，具有抗凝血、减少血液中的甘油三酯及胆固醇的作用，可以保护血管、维持血压的稳定性。

巧手选食物

挑选燕麦首重新鲜度，挑选时以外观饱满者为佳，尽量选择真空包装，注意察看其保存期限。若购买散装燕麦，则要多注意是否发霉、长虫等问题。

这样吃才最降压

食用燕麦时要加入开水或牛奶冲泡，其水溶性纤维才会释出。

健康嘱咐

◎长期食用燕麦片，有利于糖尿病和肥胖病的控制。

◎燕麦含有高黏稠度的可溶性纤维，能延缓胃的排空，增加饱腹感，控制食欲。

◎燕麦粥有通大便的作用。

◎燕麦性凉，不容易被消化。因而不宜多食，尤其是脾胃虚寒者更应慎用。

美味降压零食

燕麦片

燕麦片是一种低糖、高营养、高能量的绿色食品，是较受现代人欢迎的食物之一。燕麦经过精细加工制成麦片，使其食用更加方便，口感也得到改善。燕麦片可以有效改善血液循环状况，长期饮用的话会有助于预防和改善高血压。

降压食谱

麦片蛋花甜味粥

材料 燕麦片30克，鸡蛋1个。

调料 白糖适量。

做法

① 将鸡蛋打散搅匀。

② 先把燕麦片放入清水中浸泡一段时间，泡软后倒入锅中，加入适量清水，小火煮沸约5分钟。

③ 再往锅中倒入鸡蛋液，煮熟，加白糖调味即可。

温馨提示

便秘易使毒素在体内大量堆积，并通过血管进入血液，引发多种问题。而燕麦片则有通大便的作用，能促进毒素排出体外。除此之外，适当食用白糖有助于提高机体对钙的吸收，但不宜过多。

奶香燕麦粥

材料 牛奶250毫升，鸡蛋1个，燕麦60克，净枸杞子少许。

调料 白糖少许。

做法

① 锅内放适量清水，煮沸后打入鸡蛋，待鸡蛋煮成形时，放入燕麦，煮至软熟。

② 再加入牛奶，煮开，放入白糖调味，撒入枸杞子即可。

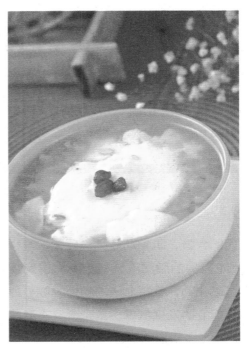

温馨提示

燕麦中富含纤维质，有助于生长发育和骨骼的健全，对于容易便秘的人，可以促进其肠胃的蠕动和清洁。

玉 米

热量
（每100克）
112千卡

【别名】苞谷、番麦、玉蜀黍

【性味归经】味甘，性平，归肝、胆、膀胱经

【忌食或慎食人群】易腹胀及尿失禁患者

降压成分

镁、硒、钙、钾、维生素E、膳食纤维、胡萝卜素

主要作用

降低血压 \ 减少血脂 \ 防癌抗癌 \ 抗氧化 \ 保护眼睛 \ 防皮肤病变 \ 稳定血糖 \ 延缓老化

降压原理

玉米的膳食纤维能降低人体的胆固醇含量，防止动脉粥样硬化，维生素E能抑制脂肪成分转为有害的脂质过氧化物，维持血液的畅通，减少血管病变的发生概率。玉米含有高血压患者应多摄取的钾、镁与钙。

巧手选食物

◎挑选时应注意外叶的颜色，建议选择外叶颜色青翠者，当外叶颜色枯黄代表玉米过熟，不但颗粒水分较少，也容易有凹粒。

◎挑选时不妨将玉米拿到鼻子底下闻一闻，以免选到遭水伤有酸味的玉米。若在外叶上发现黑色斑点，则建议翻开叶子检查看看玉米粒是否有虫、腐烂等现象。此外，挑选时可以轻轻按压玉米的头、尾，触感偏软代表玉米发育不良，可食部分较少，硬则代表玉米发育良好，不论是质量或是口感上都较佳。

◎虽然玉米所含的钙质很低，但是，玉米中所含的β－隐黄素能刺激成骨细胞的活性，并抑制骨质流失，所以，玉米和高钙的食物一起烹煮可以保护骨质。

◎发霉的玉米含有黄曲霉素，会诱发肝癌，所以不可食用发霉的玉米。

美味降压零食

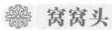 窝窝头

传统的窝窝头以玉米面为材料，

现在超市销售的不仅仅有玉米窝窝头，还有黑米窝窝头、高粱米窝窝头、甘薯窝窝头、绿豆窝窝头、糯米窝窝头等，主要都是采用五谷杂粮为基本材料。窝窝头是一种绿色、美味、营养、健康的美食，因粗粮对身体健康很有好处，窝窝头广受人们的喜爱。

降压食谱

玉米虾仁汤

材料 玉米粒150克，油菜200克，虾仁50克，洋葱半个。

调料 盐1小匙，黄油2大匙，浓缩鸡汁半小匙，清汤适量。

做法

1 油菜洗净去根，从中间切开；洋葱去皮，洗净切末，备用。

2 锅置火上，加入适量黄油烧化，放入洋葱末炒香后倒入适量清汤，再将玉米粒、虾仁放入锅中，加盐、鸡汁后稍煮片刻。

3 汤汁煮沸时下入油菜煮至翠绿，出锅即可。

温馨提示

玉米的粗纤维可以让人体有饱腹感，减少对其他食物的摄入，从而避免摄入过多的能量和脂肪，对减肥瘦身很有帮助。

玉米脆皮虾

材料 籽虾300克，玉米粒200克，青椒粒、红椒粒各15克，葱末、姜末各适量。

调料 椒盐、味精、料酒、白糖、淀粉、脆浆粉、盐、胡椒粉各适量。

做法

1 将籽虾挑除虾线，清洗干净，加入盐、味精、料酒、胡椒粉腌渍15分钟，再沾上淀粉，过油炸至酥脆，捞出沥油。

2 玉米粒洗净，挂脆浆粉，过油炸透，捞出备用。

3 炒锅上火烧热，加少许底油，先将葱末、姜末爆香，再下入青椒粒、红椒粒、椒盐、白糖、籽虾、玉米粒，快速翻炒均匀，出锅装盘即可。

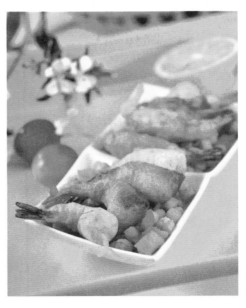

海 带

热量
（每100克）
16千卡

【别名】昆布、江白菜、海马蔺、海带菜、海草
【性味归经】味咸，性寒，归肝、胃、肾经
【忌食或慎食人群】脾胃虚寒者慎食；甲亢中碘过盛型忌食

降压成分

钙、镁、维生素B₁、维生素B₂、维生素E

主要作用

健胃＼利尿＼凉血调经＼降血压＼镇静＼改善肠道功能＼阻止血管内血栓的形成＼降血压＼降血脂

降压原理

海带中含有一种海带多糖，能降低人体血清中胆固醇、甘油三酯的浓度。此外，海带多糖还具有抗凝血的作用，可阻止血管内血栓的形成。

海带中还富含膳食纤维，膳食纤维可以和胆汁酸结合排出体外，减少胆固醇合成，防止动脉粥样硬化。医学家们发现缺钙是发生高血压的重要原因，而海带含钙质极为丰富，对高血压的防治无疑会大有好处。

巧手选食物

◎看其表面是否有白色粉末状附着。碘和甘露醇对人体来说是很重要的营养素，二者都呈白色粉末状附在海带表面。选购时不要将带有白霜的海带当做已霉变的劣质海带，反过来说，没有任何白色粉末的海带却是质量较差的。

◎海带以叶宽厚、色浓绿或紫中微黄、无枯黄叶者为上品。

◎海带经加工捆绑后应无泥沙杂质，整洁干净无霉变，且手感不黏。

这样吃才最降压

◎海带本身偏寒，所以脾胃虚寒者在吃海带的时候一次不要吃太多，或者不要跟一些寒性的物质搭配，否则会引起胃疼或消化不良。

◎现在由于水质污染，海带中很可能含有有毒物质砷，专家建议在烹调前要先用清水浸泡2～3小时，中间换

1～2次水，浸泡时间最多不超过 6 小时，这样既可以最大限度地去除有害物质，还能避免水溶性的营养物质过多流失。

美味降压零食

🏵 低盐鱼子海带卷

低盐鱼子海带卷在日本和韩国很受欢迎，是海带层层包裹着美味的鱼子制成的。高血压患者在购买的时候一定要看清楚海带卷是否是低盐的，因为它虽然很美味，如果盐含量超标了，那么高血压患者食用后很可能使血压再度上升。

海带还可以加工成脆片，成为鲜美的海洋类休闲食品。

降压食谱

🏵 黑木耳炒海带

材料 海带、水发黑木耳各200克，胡萝卜50克，姜、葱各适量。

调料 盐、味精各少许，鸡汤150克，料酒1小匙，水淀粉1大匙。

做法

① 将全部材料洗净，均切丝。

② 锅内加水烧开，放入姜片、黑木耳丝、海带丝汆烫片刻，捞起，备用。

③ 另起油锅烧热，放入姜丝稍爆，放入黑木耳丝、海带丝、胡萝卜丝翻炒均匀。

④ 淋入料酒，调入鸡汤、盐、味精炒匀，用水淀粉勾芡，撒上葱丝即可。

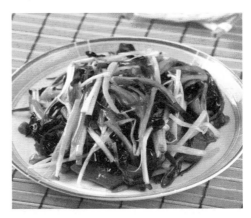

温馨提示

炒这道菜时，海带软硬直接影响到整个菜品的口感。这里传授你一个让海带变软的小窍门：先将成团的海带打开，放在笼屉上蒸30分钟左右，再用清水泡一夜，然后再进行烹调。这样炒出来的海带又脆又嫩，口感相当不错哟！

🌥 健康嘱咐

海带中的有机碘有类激素样作用，能促进胰岛素及肾上腺皮质激素的分泌，发挥降血糖和降血脂的作用。

海藻

热量
（每100克）
一

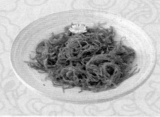

【别名】海草、海蒿子、海根菜
【性味归经】味咸，性寒，归肝经
【忌食或慎食人群】甲状腺功能亢进、肠胃不佳者

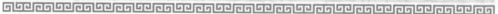

降压成分

藻酸、牛磺酸、维生素E、维生素C、水溶性膳食纤维、钾、钙、板素、烟碱酸、次亚麻油酸

主要作用

降低血压＼降胆固醇＼控制血糖＼抗氧化

降压原理

藻酸与钾分别可以抑制钠的吸收与加速钠的代谢，钙、镁、烟碱酸、牛磺酸可扩张血管，维生素C、维生素E能预防动脉粥样硬化，膳食纤维则负责降低胆固醇，保持血液，稳定血压。

另外，海藻含有20余种人体必需氨基酸，可以起到扩张血管、降胆固醇的作用，能有效降低血压。高血压患者经常食用一些海藻，可有效改善自身血压情况。

这样吃才最降压

海藻如果经过大火或者长时间的烹调，其中的有效营养素会被大量破坏以至流失，生吃最好。

降压食谱

海藻炒肉丝

材料 海藻丝100克，猪里脊肉丝60克，红椒、洋葱、鸡蛋、姜丝各适量。

调料 盐、鸡精、料酒、淀粉各少许。

做法

① 将红椒、洋葱分别洗净切成丝。

② 里脊肉丝中放入少许料酒、盐、鸡精搅拌均匀，再放入蛋清、淀粉拌匀，使淀粉将肉丝裹匀，放入开水中快速汆烫至熟，捞出沥干。

③ 油锅烧热，放入姜丝炒香，加入红椒丝、洋葱丝、海藻丝大火翻炒，加入余下盐、鸡精、料酒调味，放入猪里脊肉丝翻炒均匀即可。

虾 皮

热 量
（每100克）
153千卡

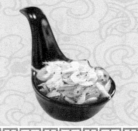

〖别名〗无
〖性味归经〗味甘，性温，归肝、肾经
〖忌食或慎食人群〗宿疾者、患有皮肤疥癣者

降压成分

　　钙、镁、维生素C、锌、胡萝卜素、钠、硒

主要作用

　　补肾壮阳 \ 理气开胃 \ 保护心血管系统 \ 减少血液中胆固醇的含量 \ 预防动脉硬化 \ 降低血压

降压原理

　　引起高血压的原因很多，但近年来研究发现，人体缺钙也会引起高血压。所以，适当进补含钙量多的食物，可使高血压下降，并能防治脑血管意外的发生。

这样吃才最降压

　　由于产地、季节不同，虾皮的质量差别也很大。一般春季虾肥，晒出来的虾皮含盐量小，且无杂质，质量较好，不管是做汤还是熬菜，哪种烹调方法都可以让人体迅速地吸收其中的营养。

降压食谱

❀ 菠菜虾皮粥

材料 粳米100克，菠菜200克，虾皮20克。

调料 盐、味精各适量。

做法

① 菠菜择洗净，入沸水中稍微汆烫一下，捞出切碎；虾皮洗净。

② 粳米淘洗干净，放入锅中，加入适量清水，以大火煮沸后，放入虾皮、适量猪油，转小火熬煮约30分钟，待粥快熟时，加入菠菜碎稍煮一下，最后加盐和味精调味，拌匀即可。

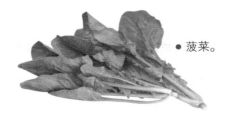

● 菠菜。

干贝

热量
（每100克）
264千卡

【别名】鲜贝
【性味归经】味甘、咸，性平，归肾、脾经
【忌食或慎食人群】皮肤过敏者

降压成分

钾、镁、硒、牛磺酸

主要作用

降低血腥＼控制血糖＼降胆固醇＼
代谢钠质＼强化心脏

降压原理

干贝含有多种微量元素，对身体
健康有不同作用，其中硒能辅助制造
有降压功能的前列腺素。矿物质镁可
以辅助心脏的收缩，让血液顺利运送
到全身，若血液中的镁含量不足，将
导致血管收缩，血压上升。干贝的钾
与牛磺酸含量均高，可以帮助钠的代
谢，同时抑制交感神经作用，可扩张
血管，达到降低血压的作用。

巧手选食物

◎新鲜的干贝肉质应有弹性，颜色接
近鲜黄色，偏灰暗者可能不新鲜，过
于雪白者则可能加入了漂白剂或其他
添加物。

◎形状尽量完整，呈短圆柱形，坚实
饱满，肉质干硬。

◎不要有不完整的裂缝。

◎干贝放的时间越长越不好。

这样吃才最降压

干贝中的谷氨酸钠是味精的主要
成分，可分解为谷氨酸和酪氨酸等成
分。二者可在肠道细菌的作用下，转
化为有毒副作用的物质，干扰大脑神
经细胞正常代谢，虽然很美味，但是
要注意控制食量。

美味降压零食

炭烤干贝

炭烤干贝是一种沿海地区的特色
食品，很受大众的欢迎。干贝本来就
是一种美味且营养丰富的食品，用炭

火烘烤后的干贝，有一种淡淡的鲜香味道，让人不忍罢手。

降压食谱

多味冬瓜

材料 冬瓜300克，干贝、香菇、冬笋、火腿各25克，葱花、姜末各适量。

调料 鲜汤、水淀粉、盐、味精、白胡椒粉、料酒、香油各适量。

做法

1 冬瓜去皮洗净，切成小方丁；香菇、冬笋分别洗净，与火腿一起切成同样的小方丁；干贝洗净，撕成丝，备用。

2 将切好的冬瓜丁、香菇丁、冬笋丁、火腿丁放入开水中汆烫一下，再捞出沥干水分。

3 锅内倒油烧热，放入葱花、姜末爆香，加入鲜汤、盐、味精、白胡椒粉、料酒煮开。

4 放入汆烫好的冬瓜丁、香菇丁、冬笋丁、火腿丁和干贝丝烧开，用水淀粉勾芡，淋入香油即可。

温馨提示

浸泡香菇时，头朝上，有小叶片的一侧朝下。在浸泡过程中，小叶片中的杂质就可以沉淀到水中，这样清洗起来就容易多了。浸泡香菇的时间不宜过长，以免造成营养素的流失。

紫菜银鱼干贝粥

材料 白粥150克，紫菜、干贝各10克，银鱼20克，姜片、枸杞子各适量。

调料 盐、胡椒粉各适量。

做法

1 银鱼洗净沥干；干贝用热水泡至软，用手拨至散开；紫菜洗净、撕碎，沥干水分；枸杞子洗净。

2 白粥煮开，先加干贝煮约20分钟，再加入紫菜、银鱼、姜片煮5分钟，加入盐、胡椒粉，撒枸杞子即可。

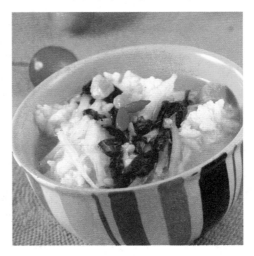

温馨提示

若凉水浸泡后的紫菜呈蓝紫色，说明该菜干燥、并且包装前已被有毒物所污染，这种紫菜对人体有害，不能食用。超市中买到的紫菜一般量都很大，而紫菜又容易返潮变质，用完之后应将其装入黑色食品袋置于低温干燥处，或放入冰箱中，可保持其味道和营养。

牡蛎

热量
（每100克）
73千卡

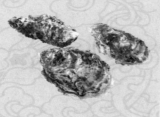

【别名】生蚝、蛎黄、海蛎子、蛎蛤、牡蛤、左壳、蚝白
【性味归经】味甘、咸，性平，归肝经
【忌食或慎食人群】寒性体质、生肿疮者

降压成分

镁、钾、牛磺酸、维生素A、维生素E

主要作用

降低血压＼预防感染＼保护皮肤＼防骨质疏松＼改善失眠＼延缓衰老＼提升免疫力

降压原理

牡蛎的营养价值甚高，不仅含有丰富的镁、钾与牛磺酸，还有烟碱酸、维生素A、维生素B_1、维生素B_2、维生素B_6、维生素E等营养素，均有助于降血压。

这样吃才最降压

◎生吃牡蛎前，将其先放在冰上，再浇上一些淡盐水，能有效杀死对人体有害的细菌。

◎鲜牡蛎清蒸、鲜炸、煮汤，可保持原汁原味儿。

降压食谱

牡蛎肉末粥

材料 大米250克，牡蛎肉50克，猪肉末25克，葱末少许，虾皮、橄榄菜各适量。

调料 胡椒粉、盐、味精各少许，料酒、酱油各半大匙。

做法

① 将牡蛎肉洗净，沥干；大米淘洗干净，用清水浸泡30分钟，备用。

② 猪肉末加入料酒、酱油、盐、味精、胡椒粉拌匀，放入热油锅中煸炒至变色，盛出备用。

③ 将大米放入清水锅中以大火煮沸，然后转小火，盖2/3锅盖，慢煮约45分钟至米熟软，再下入牡蛎肉、猪肉末、虾皮、橄榄菜搅拌均匀，继续煮约10分钟后撒入葱末，即可出锅装碗。

紫 菜

热量（每100克）250千卡

【别名】索菜、子菜、甘紫菜、海苔
【性味归经】味甘、咸，性寒，归肺、肾经
【忌食或慎食人群】消化功能差者、素体脾虚者、脾胃虚寒者

降压成分

钾、碘、胡萝卜素、维生素A、B族维生素

主要作用

补肾养心 \ 降低血压 \ 促进人体代谢

降压原理

紫菜营养丰富，含碘量非常高。其所含的多糖可以增强细胞免疫和体液免疫功能，促进淋巴细胞转化，提高机体免疫力，帮助高血压患者预防各种并发症。

紫菜还含有藻朊酸钠和锗等成分，可促排体内沉积的镉等有害微量元素，有助于高血压的防治。紫菜中的镁可以缓解因紧张或者是压力过大引起的去钾肾上腺素的释放，可起到显著降压的作用。

这样吃才最降压

紫菜与鸡蛋、肉类、冬菇、豌豆尖和胡萝卜等搭配食用，可以让菜品更富于营养。

降压食谱

❋ 五味降压汤

材料 芹菜100克，西红柿1个，荸荠10粒，洋葱50克，紫菜10克。

调料 盐半小匙，鸡汤适量。

做法

1 将芹菜择洗干净，切成小段；西红柿洗净，切成薄片；紫菜泡软，洗去泥沙；荸荠去皮、洗净，切成小片；洋葱去皮、洗净，切丝备用。

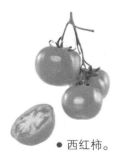

● 西红柿。

2 锅中加入鸡汤，待烧开后，放入所有材料煮熟，再加入盐调匀，即可出锅装碗。

墨鱼

热量
（每100克）
83千卡

【别名】乌贼、八爪鱼

【性味归经】味甘、咸，性平，归肾、胃经

【忌食或慎食人群】过敏体质、痛风者

降压成分

镁、钾、钙、牛磺酸

主要作用

扩张血管＼促进循环＼降低血压＼控制血糖＼降胆固醇＼代谢脂肪＼补充脑力＼保护眼睛＼防动脉硬化

降压原理

墨鱼不但味感鲜脆爽口，蛋白质含量高，而且富有药用价值。其中牛磺酸对降低血压特别有效。当人体摄取过多盐分时，容易引发交感神经紧张，促使血管紧缩，血压上升，此时牛磺酸可以抑制交感神经，使血管扩张，进而达到降低血压的作用。

每100克的墨鱼约含有70毫克的镁，能帮助心脏跳动，顺利运输血液至全身，而血液中的镁含量若不足，则会导致血管紧缩。维生素B_1、维生素B_2、维生素B_6可以合成碱酸，有扩张血管、促进血液循环、降低胆固醇等作用，是高血压患者所需的营养素。墨鱼的热量较低，对于需要控制体重的病患来说，是不错的选择。

巧手选食物

墨鱼应选表皮触感弹性好，外观漂亮无腥味。新鲜墨鱼的表皮呈灰紫色或灰白色，鱼眼水润清澈，用手轻触吸盘，可感受明显吸力。

这样吃才最降压

◎墨鱼分切成小块更容易入味。

◎墨鱼体内含有许多墨汁，不容易清洗干净。可以先撕去表皮，拉掉灰骨，将墨鱼放在装有水的盆中，使其流尽墨汁。

◎如果买不到新鲜墨鱼，也可以用墨鱼干炒菜，炒前需将墨鱼放在冷水里浸泡约8～12小时，直至墨鱼全软，然后再进行烹调，这样炒出来的墨鱼就比较有嚼劲了。

美味降压零食

墨鱼干

　　墨鱼干由墨鱼制作而成，是一种营养丰富的美味海鲜，其所含的多肽，有抗病毒、抗射线作用。质量好的墨鱼干柔软、不生硬、体形完整坚实，肉肥厚。

降压食谱

双色墨鱼卷

材料 墨鱼300克，水发鱿鱼300克，青红椒块各适量。

调料 泡椒汁、姜汁、蒜汁、白糖、香油、白醋、盐、味精各少许，料酒、胡椒粉、水淀粉、鸡汤各适量。

做法

1 墨鱼、水发鱿鱼去头尾，切块，用加有盐和料酒的沸水烫起卷，捞出沥干，分两份，备用。

2 油锅烧热，下入适量姜汁、泡椒汁、盐、料酒、白糖、蒜汁，投入一份鱿鱼卷、墨鱼块翻炒均匀。

3 另起锅放少许油，下入余下的姜汁、蒜汁、盐、味精、胡椒粉、鸡汤、白醋、水淀粉勾芡，下另外一份鱿鱼卷、墨鱼块、青红椒块入锅烧入味，淋入香油，装盘即可。

木耳炒墨鱼

材料 墨鱼500克，黑木耳3朵，青、红椒各1个，葱末、姜末、蒜末各1小匙，葱段、姜片各少许。

调料 盐、白糖、白胡椒粉、香油各适量，酱油1大匙，水淀粉3大匙。

做法

1 黑木耳泡发，撕块；青、红椒洗净，切块；墨鱼洗净，先切成片，再按照交叉的方法切成花刀。

2 葱末、姜末、蒜末倒入小碗，再加盐、白糖、白胡椒粉、香油、酱油和清水拌匀成酱汁，备用。

3 锅中倒入清水，放葱段和姜片，加热至沸腾后，放墨鱼汆烫，捞出沥干。

4 油锅烧热，放入黑木耳片煸炒，倒入青、红椒块，再倒入墨鱼翻炒，放入调好的酱汁，继续炒半分钟，加入水淀粉勾芡，炒匀即可。

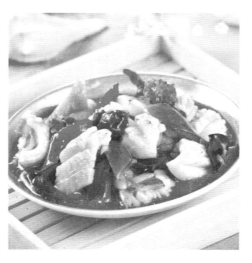

鲑鱼

热量
（每100克）
139千卡

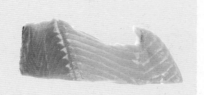

【别名】马哈鱼、大马哈鱼、三文鱼、鲑鳟鱼
【性味归经】味甘，性平，归脾、胃经
【忌食或慎食人群】过敏体质、痛风及尿酸过高者

降压成分

多元不饱和脂肪酸

主要作用

控制血压＼降低血脂＼降胆固醇＼防动脉硬化＼活化脑细胞＼保护视力＼消除疲劳＼延缓老化

降压原理

鲑鱼富含多元不饱和脂肪酸，可以降低血液中的三油甘酯，同时减少血液中坏胆固醇的合成、增加好胆固醇，使血管维持良好的状态，如此血管壁承受压力的能力佳，血压的控制自然容易许多。

鲑鱼所含的多元不饱和脂肪酸以EPA与DHA为主，EPA能有效抑制血液凝固，DHA具备抑制合成脂肪酸酶的功能，两者可促使血液循环更加流畅。高血压患者的血管弹性较差，血管壁长期遭受血液冲击下，易出现缺口等损伤，适量补充富含多元不饱和脂肪酸的食物，有助血管的修复，以稳定血压。

巧手选食物

新鲜的鲑鱼颜色呈橙红色，且有穿透性、肉质有弹性无血迹残留、鱼眼澈亮。若肉质软、鱼眼混浊、颜色发黑代表不新鲜。

一天食用约250克的鲑鱼，便摄取了3克的多元不饱和脂肪酸，能达到降低血压的保健功效。

这样吃才最降压

◎不宜把鲑鱼烧得过烂，一般八成熟即可，既能保存鲑鱼的鲜嫩和营养，也可去掉腥味。

◎鲑鱼是西餐常用鱼之一，其鱼子营养价值很高，可制作成红鱼子。

◎鲑鱼肉下锅后一定要用大火快炒，且不宜在锅内停留较长时间，否则鱼肉会变老，口感会变差。

美味降压零食

鲑鱼卷

鲑鱼卷是一种自制的零食，主料是鲑鱼肉，辅料尽量选择有益于高血压治疗的食材即可，烹调方式以蒸为主，所以鲑鱼卷是一种非常健康，且适合高血压患者食用的零食。

降压食谱

奶油鲑鱼南瓜汤

材料 南瓜200克，鲑鱼肉100克，土豆50克，面粉30克。

调料 盐、鸡精各半小匙，白糖、胡椒粉各少许，奶油、料酒各1大匙。

做法

1 将南瓜洗净，去皮及瓤，切小块，再放入蒸锅蒸熟，取出后装入打汁机中，加入适量清水，打成南瓜汁。

2 鲑鱼肉洗净，切小丁。

3 土豆去皮，洗净、切丁。

4 面粉放入烧热的奶油中炒成金黄色，再添入适量清水烧开，调成面糊备用。

5 另起锅，加入南瓜汁，先放入土豆丁以小火煮熟，再放入鲑鱼丁大火烧开，然后加入料酒、盐、鸡精、白糖、胡椒粉、面糊煮沸，即可出锅。

鲑鱼炒饭

材料 米饭200克，鲑鱼丁40克，青豌豆30克，玉米粒20克，胡萝卜丁25克，鸡蛋1个。

调料 盐适量。

做法

1 鸡蛋打散，下油锅炒熟，备用。

2 油锅烧热，放入米饭拌炒。

3 最后放入青豌豆、玉米粒及胡萝卜丁，再放入鲑鱼丁和鸡蛋，加盐炒熟即可。

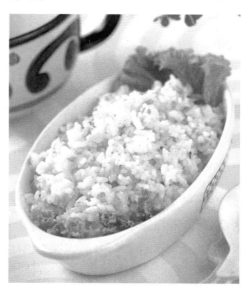

温馨提示

鲑鱼的食法有多种：日本人会把鲑鱼肉切成刺身或制成寿司，也会把鲑鱼头制成盐烧鲑鱼等菜式；欧洲及美国人则会以热或冷烟熏方式制作烟熏鲑鱼，或把鲑鱼制成罐头以便储存。

泥鳅

热量
（每100克）
96千卡

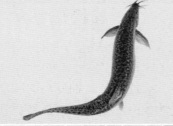

【别名】蝤、鳅鱼
【性味归经】味甘，性平，归脾、肺经
【忌食或慎食人群】脾胃虚寒、腹泻者

降压成分

钙、钾、钠、镁、硒

主要作用

补中益气 \ 祛邪除湿 \ 养肾生精 \
祛毒化痔 \ 消渴利尿 \ 保肝护肝

降压原理

　　泥鳅具有补而能清，诸病不忌的
特点。含少量铁和烟酸，具有一定的
营养作用，尚有利胆作用。现代用于
各种类型高血压及贫血患者食用，用
活泥鳅清水养1天，排净肠内容物，烘
干碾细，每次10克，每日3次，开水送
服。煮食、煎汤、碾粉用；宜清水放
养1天后煮食。

巧手选食物

　　体质健壮、无病无伤、体长10厘
米以上。

这样吃才最降压

◎用活泥鳅处理好后与等量的鲜活虾
一起煮汤，可以滋补肾气。
◎用花生油将活泥鳅煎至透黄，加入
适量的水和盐，煮熟后食用，对脾胃
大有益处。

美味降压零食

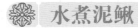

蒜香泥鳅

　　蒜香泥鳅是一款自制小零食，主
料是泥鳅和蒜蓉，泥鳅炒熟后加入蒜
蓉、鸡精、花椒和少量的盐翻炒1～2
分钟即可。炒熟后将泥鳅切成段，放
在盛器中，就可以随时食用了。蒜香
泥鳅融合了泥鳅和大蒜的降压功效，
是高血压患者值得信赖的降压零食。

降压食谱

水煮泥鳅

材料 小泥鳅10条，莴笋4根，干辣椒

2个，净葱1根，姜1块，蒜5瓣，香菜少许。

调料 辣豆瓣酱2大匙，高汤1大碗，花椒5粒，料酒3大匙，酱油、胡椒粉、鸡精各1大匙。

做法

1 泥鳅洗净；莴笋洗净，对切成细长条；葱切段；姜切片；蒜用刀拍破；干辣椒去蒂、子，切末；花椒用刀面碾成末；辣豆瓣酱剁细末。

2 锅内放油，烧至五成热，放豆瓣酱炒香，放葱段、姜片、蒜，加高汤、莴笋条，稍煮片刻，将莴笋条捞出，垫碗底。

3 原锅改成小火，放泥鳅，加料酒、酱油、胡椒粉、鸡精煮开，起锅，捡去葱姜，倒入碗中。

4 锅留底油，放干辣椒末、花椒末炸糊，起锅淋于泥鳅上，放入香菜即可食用。

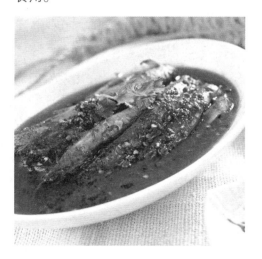

🌸 泥鳅山药汤

材料 泥鳅5条，山药100克，豆腐块250克，姜片适量。

调料 料酒、盐、味精各适量。

做法

1 泥鳅宰杀，去除内脏，清洗干净，沥干水分。

2 山药洗净，切丝。

3 泥鳅入热油锅中，煎至微黄时，放姜片、料酒，小火煲10分钟。

4 山药放入开水中汆烫，与豆腐块一同放入锅中，加适量的清水，煮30分钟后，下味精、盐调味，搅匀后即可装盘。

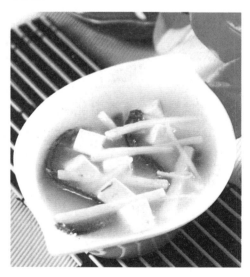

温馨提示
泥鳅可为人体提供大量的营养成分；生姜有开胃，帮助消化的作用。本汤品非常适合贫血者食用。

秋刀鱼

热量
（每100克）
—

〖别名〗竹刀鱼
〖性味归经〗味咸，性平，归脾、胃经
〖忌食或慎食人群〗过敏体质、痛风及尿酸过高者

降压成分

牛磺酸、维生素E、多元不饱和脂肪酸

主要作用

降低血脂 \ 代谢血脂 \ 降低血糖 \ 保护视力 \ 防动脉硬化 \ 提高免疫

降压原理

秋刀鱼的鱼肉含有丰富的牛磺酸、DHA、EPA与维生素E。维生素E具抗氧化能力，可预防动脉硬化。多元不饱和脂肪酸DHA、EPA，则具有降低三油甘酯、抗凝血、代谢血脂与抗血管发炎反应等作用。而牛磺酸可抑制交感神经作用，避免因摄入过多盐分，导致血压升高。

这样吃才最降压

新鲜的秋刀鱼豉油、白糖、葱和少许的姜，隔水清蒸10分钟左右，营养和口感最好。

降压食谱

柠香秋刀鱼

材料 秋刀鱼3条。

调料 盐3克、柠檬汁半杯。

做法

① 秋刀鱼洗净去鳃，用筷子伸入鱼肚内，搅一下。

② 取出鱼的内脏，冲洗干净，沥干水分。在鱼身上适当的划几道。

③ 把盐均匀地涂抹在鱼身上，腌渍5分钟左右。

④ 锅里放底油，烧至8分热左右时放入腌渍好的秋刀鱼。

⑤ 煎至一面金黄时，翻面，继续煎至另一面金黄，趁热淋上柠檬汁即可。

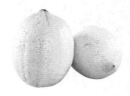

● 柠檬。

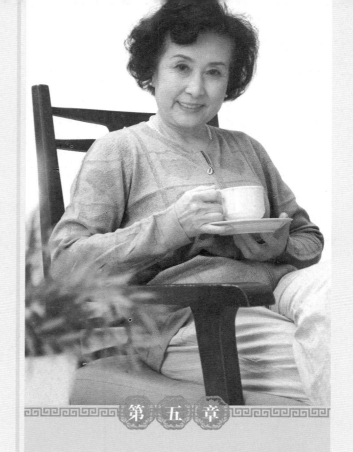

第 五 章

市售降压保健品，吃对才能出效果

随着高血压患者的急剧增多，市场上出售的降压保健品也越来越多。面对着那些种类繁多的保健品，患者朋友们往往不知该作何选择。因此，本章特意挑选了一些具有代表性的保健品，通过对其作用、来源等的分析，教会大家如何正确挑选降压保健品。

卵磷脂

卵磷脂又称为蛋黄素，起初是在蛋黄中发现的营养成分，后来经研究发现，有细胞膜的食物就有卵磷脂，例如动物内脏、花生、黄豆等。不同来源的卵磷脂在组成上也不同，例如黄豆卵磷脂的必需脂肪酸含量，即高于取自蛋黄的卵磷脂。目前市售的卵磷脂多萃取自黄豆，有液态胶囊或粉末颗粒等形式。

卵磷脂是组成细胞膜的基本成分，大脑外部围绕的保护鞘膜、神经细胞等都含有这种必需脂肪酸。卵磷脂分子是由磷酸、甘油、脂肪酸和胆碱等所组成。亲油性的脂肪酸和甘油，以及亲水性的磷酸、胆碱，使卵磷脂成为一种强效乳化剂。进入人体后能将脂肪分解成微粒，再带入循环代谢中，进而降低血脂的浓度，甚至可帮助硬化斑块的消散，对于保护血管、减少心肌梗死及中风概率十分有利。卵磷脂还能作用于肝脏，避免脂肪囤积在肝脏中而形成脂肪肝；又能使胆汁中的胆固醇加速排出，减少胆结石发生。卵磷脂含有胆碱，对高血压患者来说，胆碱有更重要的功能，就是代谢脂肪，分解血液中的同型半胱氨酸，以此保护血管健康，预防动脉粥样硬化，降低血压。

卵磷脂	有效成分	胆碱	
	主要功效	◎抗血栓。 ◎降低血压。 ◎提高记忆力。 ◎促进脂肪代谢。 ◎增强细胞机能。 ◎保护神经系统。 ◎促进新陈代谢。	◎维护肝脏健康。 ◎预防阿尔茨海默症。 ◎防止皮肤老化。 ◎维护结缔组织机能。 ◎协助肝脏吸收硫胺素。 ◎协助小肠吸收维生素A。
	食物来源	蛋黄、肝脏、黄豆、花生、芝麻、山药、蘑菇。	
	合理摄取量	勿超过1000毫克。	
	过量危害	头晕、恶心、呕吐。	
	注意事项	◎与维生素E同时补充效果更好。 ◎卵磷脂含高热量的脂肪酸，长期大量摄取易会导致肥胖。	

螺旋藻

螺旋藻通常是指两种供人类及动物食用的节螺藻属的蓝藻——极大节螺藻及钝顶节螺藻的通称。这两个品种原先被分入螺旋藻属，后被分入节螺藻属，但习惯上仍被称作"螺旋藻"。螺旋藻在世界各地都有广泛培植，常用作膳食补充剂，通常为药丸状、片状及粉状。它亦在水产业、水族箱及家禽中被用作饲料的补充剂。

螺旋藻含丝氨酸3.23%，蛋氨酸1.95%，合计有5.18%，含量非常之高。丝氨酸和蛋氨酸可以在人体内转化为胆碱，为降低高血压做了很大的贡献。

有些高血压患者缺钾而吃盐又多时，都会造成高血压的恶化，因为缺钾会使肾小球受损，肾小球负责过滤血液，过滤水分及废物，经肾导管导入膀胱。

假如肾小球部分损坏，则血液流速必须加快才能完成过滤工作，以致血压升高。高血压患者往往不喜欢吃蔬菜而无法获取钾。螺旋藻含钾1.79%，是普通蔬菜的10倍以上，因此对这类患者大有帮助。通常连续服用约两周即能使血压下降20～30毫米，继续食用效果更令人满意。

螺旋藻像许多天然食物一样，加热会破坏其丰富的营养，因此制作食品时，要尽可能少加热。

享用螺旋藻粉最容易的方法是在食物搅拌器中将其加到你喜欢的果、菜汁中，食用量可从少到多，逐渐适应。许多常食用者每次喝饮料时可吃10克螺旋藻粉。

螺旋藻	有效成分	叶绿素、丝胺酸、蛋胺酸、钾、γ-次亚麻油酸。	
	主要功效	◎代谢脂肪。 ◎降低血压。	◎促进钠代谢。 ◎抑制血栓。
	食物来源	蓝绿藻。	
	合理摄取量	2000～6000毫克。	
	过量危害	◎便秘。 ◎有过敏症状者可能有轻微发烧、头晕或皮肤起疹。	
	注意事项	◎食用螺旋藻期间应多喝水，可帮助吸收。 ◎甲状腺功能亢进与必须限制蛋白质摄取量者，食用前应先与医师讨论。	

蒜 精

　　大蒜被视为健康食材，有抗氧化、消毒杀菌、促进新陈代谢等作用，其有效成分是蒜素，要想获得蒜素，最好的办法是将新鲜大蒜切开之后稍等片刻直接生吃。

　　但并不是每个人都能够接受大蒜的强烈味道，再者蒜素是不太稳定的化合物，受限于温度及酸碱值等条件，在摄氏56℃或DH值大于8.5的状态下，就失去作用活性，因此经科技制程萃取的蒜精，成为摄取蒜素的替代选择。

　　蒜精的保健成分是钙、硒、维生素C、铁、蒜素、蒜烯、磷、维生素B₁、维生素B₂、二硫化二丙烯基、锗。含硫化物的蒜精，不仅能有效抑制胆固醇的形成、抑制血小板凝集、预防动脉硬化，还能松弛血管，使血液畅通，从而达到降血压的作用。

蒜精	有效成分	钙、硒、维生素C、铁、蒜素、蒜烯、磷、维生素B₁、二硫化二丙烯基、锗、维生素B₂。
	主要功效	◎抗癌。　　　　　　◎抗氧化。 ◎抗血栓。　　　　　◎降低血压。 ◎扩张血管。　　　　◎调节血糖。 ◎降低眼压。　　　　◎促进消化。 ◎补充体力。　　　　◎抗菌、抗病毒。 ◎降低胆固醇。　　　◎预防心肌梗死。 ◎预防动脉硬化。
	食物来源	大蒜。
	合理摄取量	900毫克。
	过量危害	◎心跳加快。 ◎头痛。 ◎失眠。 ◎胃酸分泌过多。
	注意事项	◎蒜素可说是大蒜最具价值的营养成分，但在完整的蒜粒里，是没有蒜素的，只有蒜素的前驱物质艾林。一旦大蒜被切开或咬开，艾林才会转化为蒜素。 ◎饭后为最佳补充时机。

深海鱼油

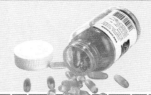

深海鱼油的主要成分为ω-3不饱和脂肪酸，这种脂肪酸主要又分为EPA和DHA两大类，两者都是长链的多元不饱和脂肪酸，可抑制肝脏制造过多油脂，减缓胆固醇累积，有助于减少记忆力衰退、忧郁、失眠、焦虑，防止痴呆的发生。

ω-3不饱和脂肪酸遍布在体内每个细胞膜上，是多种激素的前驱物，负责参与许多代谢作用，因而有助于降低胰岛素抗性，减少II型糖尿病的发病概率。并增加细胞膜的通透性，改善我们的体质，使细胞不易癌变。

ω-3不饱和脂肪酸还能抑制发炎前驱物质的形成，因此补充鱼油，能减轻风湿性关节炎、气喘、红斑性狼疮等免疫系统疾病。

号称血管清道夫的鱼油，在降低血压上也有显著贡献，含丰富的多元不饱和脂肪酸EPA与DHA，可预防血管硬化、抗凝血、抗血栓，维持血管弹性，保护心脏血管的健康，让血液畅流，血压自然能获得良好控制。

深海鱼油	有效成分	EPA、DHA。	
	主要功效	◎抗发炎。 ◎抗忧郁。 ◎降低血压。 ◎降低血脂。 ◎预防动脉硬化。	◎降低血小板凝集。 ◎强化胰岛素功能。 ◎预防神经纤维萎缩。 ◎平衡前列腺素浓度。 ◎预防记忆力、反应力的衰减。
	食物来源	深海鱼，如鲑鱼、鲔鱼、鲭鱼、鲨鱼、秋刀鱼、沙丁鱼。	
	合理摄取量	每日建议摄取量1～2克。	
	过量危害	◎免疫力下降。 ◎影响凝血功能。 ◎过多脂肪形成脂肪肝。	
	注意事项	◎饭前补充为宜。 ◎血友病患者或有凝血功能不佳者不适合服用。 ◎如有高血糖症状，应避免与降血糖药物一同服用。 ◎勿与纤维同时服用，以免和纤维质结合无法发挥功效。 ◎勿与钙片同时服用，否则易导致腹泻，且影响吸收成效。	

纳豆激酶

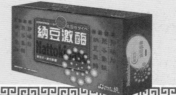

　　纳豆激酶是纳豆的提取物，对高血压患者来说，纳豆激酶是一种非常有益的食物。摄取纳豆激酶的主要途径是食用纳豆，但是纳豆具有特殊的气味，并不是人人都能接受的，由科技萃取获得的纳豆精华——纳豆激酶则能解决这个问题。

　　纳豆激酶是存在于纳豆中的特殊酶，也是纳豆保健功效的有效元素，有防止血栓形成，加速血栓溶解，帮助循环顺畅，从而达到降低血压的作用。

　　除了纳豆激酶以外，纳豆富含多种对调节血压有益处的营养成分，除了降压原理广为人知的矿物质钾、钙、镁以外，还有皂素、卵磷脂、异黄酮类与天门冬氨酸，可以扩张血管、降低胆固醇、预防动脉硬化，从维护心血管健康着手，达到调节血压的作用。此外，纳豆中的多种活性物质可活化肝细胞，促进肝细胞再生，提高肝功能，保护肝脏，有效预防改善脂肪肝。

纳豆激酶		
有效成分	维生素K、纳豆激酶。	
主要功效	◎抗血栓。 ◎溶解血栓。 ◎促进酶作用。 ◎促进新陈代谢。	◎维护心血管健康。 ◎防治急性心肌梗死。 ◎改善下肢静脉曲张。
食物来源	纳豆。	
合理摄取量	2000～4000 FU。	
过量危害	凝血功能不足。	
注意事项	◎保健食品多以毫克或微毫克为剂量计算单位，并且借此判断浓度含量与每日应摄取量。但属于酶的纳豆激酶，则是以作用能力,也就是"血栓纤维蛋白的溶解率"作为评量单位，简写为FU。因此挑选纳豆激酶时，除了看胶囊或锭剂的单位"毫克"，也得综合比较FU的高低。 ◎服用抗凝血剂期间，应先与医师讨论再决定是否食用纳豆激酶。 ◎拔牙或手术之前，应暂停食用。 ◎有外伤时应待伤口愈合才能食用。	

银杏叶

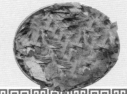

　　银杏最具疗效的成分在于其叶子中，含有白果黄素、银杏黄素、银杏内酯、异银杏黄素、类黄酮配糖体。银杏叶中可提炼出类黄酮成分及松稀油内酯，二者抗氧化功能都极强，可有效清除自由基，减少心肌的耗氧量，预防动脉硬化及心肌梗死。银杏叶之所以能够降低血压，是因为独特的银杏内酯成分，可以抗凝血，扩张血管，借此促进血液循环，使血流顺畅，降低血压。目前市面上所售的银杏叶保健品，有胶囊、锭剂和口服液等三大类。

　　相较于青年人，银杏叶用在老年人身上见效更快，可以发挥更多的保健作用。有研究结果显示，静脉注射银杏叶的提取液后，70%的老年人体内流向大脑的血液增加，增加了老年人大脑的供氧量。只有20%的30～50岁的人体内流向大脑的血液增加。所以，银杏叶保健品对老年高血压患者来说是一大福音。

银杏叶		
有效成分	白果黄素、银杏黄素、银杏内酯、异银杏黄素、类黄酮配糖体。	
主要功效	◎扩张血管。 ◎增强记忆力。 ◎维持脑神经系统健康。 ◎改善焦虑。 ◎强化免疫系统。 ◎预防脑血栓与中风。 ◎预防过敏。	◎促进血液循环。 ◎预防阿兹海默症。 ◎提振精神。 ◎协助胃黏膜再生。 ◎改善消化性溃疡。 ◎预防心血管疾病。
食物来源	银杏叶。	
合理摄取量	120～160毫克。	
过量危害	◎凝血功能不足。 ◎导致异常出血。	
注意事项	◎正在服用处方药的患者，请在医师指导下服用。 ◎手术之前，不宜食用银杏叶。 ◎孕妇与哺乳期女性，不宜食用银杏叶。	

罗布麻叶

罗布麻是一种多年生的草本植物，因生长在新疆罗布泊四周而得名，全球四大长寿村之一的"罗布村寨"居民，常摘取其叶片泡茶饮用。经研究证实罗布麻的降血压保健效用后，目前市面上已有茶包或口含锭等相关制品。

罗布麻叶含多种矿物质与维生素，黄酮类化合物的含量也很丰富。罗布麻叶可降低血脂、扩张血管，对高血压患者有益。且罗布麻茶不含咖啡因，钙、铁含量是一般茶类3倍，非常适合作为日常保健饮品。饮用罗布麻茶时应避免与具有强心作用的药物一同服用，建议每日以3～9克茶包冲泡饮用为宜，如摄取过量会引起腹泻。

罗布麻叶中的加拿大麻甙对心血管机能不足有治疗作用，可减轻心肌炎之急性循环障碍的症状，还能缓解动脉粥样硬化的症状，是辅助治疗高血压的常用保健品。罗布麻叶可用于肝阳上亢或肝热型高血压，常见症状有头疼、眩晕以及烦躁失眠等。

罗布麻叶	有效成分	钙、异槲皮素、钠槲、维生素B_1、铁、维生素B_2、氨基酸、维生素D、槲皮素、黄酮类化合物。
	主要功效	◎利尿。 ◎抗发炎。 ◎抗老化。 ◎降低血压。 ◎降低血脂。 ◎调节免疫力。 ◎改善神经衰弱。 ◎促进新陈代谢。 ◎促进消化代谢机能。 ◎增加冠状动脉流量。
	食物来源	罗布麻。
	合理摄取量	3～9克茶包冲泡饮用。
	过量危害	腹泻。
	注意事项	避免与具强心作用的药物一同服用。

灵芝

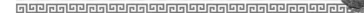

　　灵芝很早前便在古医书中有记载，有仙草、不老草等美称，经现代医学研究，证实灵芝有多项保健功效，因此成为热门的健康食品。灵芝调节血压的方式与一般降压健康食品不同，除了降低血压之外，也具有升压作用，对于需要稳定血压的高血压患者来说，是非常适用的健康食品。

　　灵芝富含腺苷，可以抗凝血，抗血栓，扩张血管，是非常有效的降压食材。不仅如此，三萜类如灵芝在降低胆固醇之余，还可以促进血小板凝集，避免血压骤降。

　　灵芝的应用范围非常广泛，它不是只对某种疾病而起治疗作用，也不是只对某一方面营养素的不足进行补充和强化，而是在整体上双向调节人体机能平衡，调动机体内部活力，调节人体新陈代谢机能，提高自身免疫能力，促使全部的内脏或器官机能正常化。市面上可看到的相关制品种类繁多，有胶囊、茶包、粉末、切片、膏状与口服液等，选购前应仔细阅读商品标示，或询问专业人员。

灵芝	有效成分	锗、腺苷、肝蛋白、钾、三萜类、钙、腺嘌、萃取蛋白质、磷、尿嘧啶、镁、核糖核苷酸、高分子多糖体。
	主要功效	◎抗肿瘤。　　　　　◎抗氧化。 ◎抗凝血。　　　　　◎降血糖。 ◎抗过敏。　　　　　◎调整血压。 ◎扩张血管。　　　　◎净化血液。 ◎改善循环。　　　　◎止痛镇静。 ◎调节免疫力。　　　◎促进新陈代谢。 ◎促进肝脏机能。　　◎治疗肌肉萎缩症。 ◎改善慢性支气管炎。◎缓解神经系统症状。
	食物来源	灵芝。
	合理摄取量	10～30克。
	过量危害	部分体质敏感者可能会出现过敏反应。
	注意事项	与维生素C一同食用，降低血压的效果更好。

甲壳素

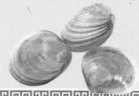

　　甲壳素被营养专家推荐为21世纪人类的最后珍宝，在自然界中甲壳质是地球上储量最丰富的胺基糖形式的多糖，含量仅次于纤维素，它广泛存在于昆虫类及水生甲壳类等无脊椎动物的外壳上，以及真菌类的细胞壁上，是人类除淀粉、纤维素以外的第三大生物资源。

　　甲壳素是由海中甲壳类动物提炼出的可食动物性纤维，许多人一直认为它是一种减肥圣品，其实它还是一种很好的降压保健品。最特别的是，甲壳素可帮助排出残留在人体内的重金属等有毒成分。

　　甲壳素存于螃蟹、虾等甲壳类动物的甲壳，本身并没有多大益处，且不被人体吸收，但因为具有吸附脂质的功能，因此成为现在流行的减肥、减脂辅助食品之一。临床证实，甲壳素具有降低甘油三酯与胆固醇的功效，对于减重或预防心血管疾病均有助益。

纳豆激酶		
有效成分	几丁质、几丁聚糖。	
主要功效	◎改善体内酸性环境。 ◎清除自由基。 ◎活化细胞。 ◎抗疲劳。 ◎延缓衰老。	◎刺激小肠蠕动。 ◎促进排泄。 ◎改善溃疡、肠炎。 ◎降低血压。 ◎预防大肠癌。
食物来源	◎蟹、虾外壳中。 ◎昆虫类、蚕、蝗虫、甲虫等甲壳类动物中。 ◎乌贼的骨头等软体动物的一部分。 ◎蘑菇、香菇、灵芝等菌丝类的细胞壁。	
合理摄取量	3～15克。	
过量危害	甲壳素会阻止人体吸收脂肪等养分，长时间服用会造成内分泌失调，对女性而言，还有可能造成经期紊乱，甚至是绝经。	
注意事项	一定要把握住量，不要无节制的服用，以免产生副作用，适得其反。	

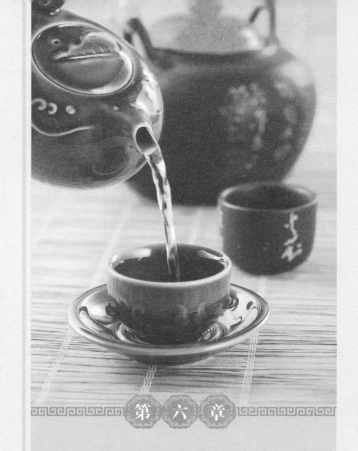

第 六 章

经典降压法——
药疗、酒疗、茶疗

除饮食疗法外，高血压患者还可以采取药疗、酒疗、茶疗等经典方式来治疗高血压疾病。药疗是最传统的治疗方式，但是患者也必须知道一些基本的服药原则；酒疗、茶疗是以食材和中药材入酒浸泡或入沸水冲泡，对于高血压也有很好的辅助疗效。

高血压用药常识须了解

高血压用药要听从医嘱

高血压作为一种慢性疾病，需要患者有长期治疗、耐心服药的心理准备。在治病的过程中，听从医嘱可以确保安全、有效、合理地用药。

高血压是必须引起重视的一种慢性病

在我国，有些人认为高血压治与不治都是一样的。但是相关专家通过研究证实，高血压病患者治与不治，后果是截然相反的。如果高血压患者经过专科医生的指导，那么就能及时恰当地、积极地、长期地、规律性治病，可以在很大程度上减轻头痛、头昏、心悸、失眠等高血压常见症状，也可以降低由于持续性高血压引起的心、脑、肾等重要脏器的功能障碍，以及由此引发的器质性病变，可以提高高血压患者的生活质量。

了解治疗高血压的切入点

◎高血压病的诱因。精神紧张、高钠盐饮食、高脂血症、酗酒、吸烟、肥胖等采取非药物疗法。

◎高血压的病理生理变化。非药物疗法对各型高血压都有益处，但仅能使部分轻型高血压降至正常，大多数患者仍需采取包括使用药物在内的持之以恒的长期治疗，治疗的目的是将血压控制在正常，或者尽可能接近正常，以减少与高血压病相关的脑、心、肾和周围血管等靶器官损害。

听从医嘱服药的必要性

由于医学的进步，现在的降压药种类非常多，其特点和服药后的不良反应均有所不同，高血压患者本身的体质也存在着明显的差异，在医生的指导下服用降压药物是非常必要的。医生通过检查，可以根据高血压患者的血压水平、年龄、有无合并其他疾病等因素综合考虑，选择不同的降压药进行个体化治疗。

而对于什么时候开始服药，服用什么药，怎样服药等问题，高血压患者都要遵循医嘱。在治疗过程中，高血压患者及其家属还需主动与医生沟通，将自己服用降压药后的反应告诉医生，为医生提供丰富的诊治资料。高血压患者还要定期去医院复查，医生可以根据复查的结果调整治疗或用药方案，为高血压患者提供最好的治疗方法。

常用降压药特点及服用注意事项

　　各类药物都可用于降压治疗的开始和维持，但是选择药物受到很多因素的影响，如社会经济因素决定了不同国家或地区所用药物不同，已存在靶器官损害、临床心血管疾病、肾脏疾病和糖尿病，与治疗其他疾病所用药物间的相互作用，每个患者发生心血管疾病的危险性，心血管疾病危险性降低的证据的强度等。总之，每一位高血压患者都需要掌握一些降压药的相关知识，以期在医生的指导下正确用药。下面将详细为大家介绍一些选药的知识。

常用降压药

利尿剂

药物特点：利尿剂是最有价值的抗高血压药物之一，但其呈剂量依赖性。利尿剂特别推荐用于治疗老年收缩期高血压。

注意事项：利尿剂的许多副作用，如低钾、糖耐量降低、室性早搏和阳痿等，而每日服用25毫克或12.55毫克双氢克尿噻可以减少这种不良反应而仍然保持疗效。

β-阻滞剂

药物特点：β-肾上腺素能受体阻滞剂是一类安全、价廉和非常有效的药物，可以作为单一药物治疗或与利尿剂、二氢吡啶类钙拮抗剂和α-阻滞剂联合应用。

注意事项：心力衰竭曾经是使用标准剂量β-阻滞剂的明确禁忌证，但现在有初步证据表明，β-阻滞剂从极小剂量开始，可对一些心力衰竭患者有好处。对于有呼吸道阻塞性疾病和周围血管疾病的患者，应当避免使用β-阻滞剂。

血管紧张素转换酶抑制剂

药物特点：血管紧张素转换酶抑制剂能安全、有效地降低血压。血管紧张素转换酶抑制剂尤其能有效地降低心力衰竭患者的病残率和死亡率，能够有效地延缓胰岛素依赖型糖尿病患者，特别是伴有蛋白尿患者肾脏病变的过程。

注意事项：其主要的不良反应是干咳。最严重的不良反应，是引发极为罕见但可能致死的血管性水肿。

钙拮抗剂

药物特点：钙拮抗剂可有效降低血压，且耐受性好，因此特别推荐用于老年收缩期高血压患者。

注意事项：此药可预防老年收缩期高血压患者患中风，但最好使用长效钙拮抗剂而避免使用短效制剂。副作用包括心跳过速、面部潮红、踝部水肿和便秘。

血管紧张素II受体拮抗剂

药物特点：血管紧张素II受体拮抗剂是最近推出的一类抗高血压药物，它有许多与血管紧张素转换酶抑制剂相同的特点，包括在心力衰竭患者中的特殊价值。

注意事项：尚无可靠证据表明其能减少高血压患者的心血管疾病危险性，这类药物几乎没有副作用，较之血管紧张素转换酶抑制剂的一大优点是没有咳嗽的副作用。

α-阻滞剂

药物特点：α-阻滞剂能安全、有效地降低血压。这类药物对伴有血脂异常或糖耐量异常的患者可能较为适宜，但迄今尚无关于对高血压患者、心血管疾病危险性及影响的资料。

注意事项：其主要副作用是体位低血压，这在老年患者中可能是特别重要的问题，故必须测量立位血压。

其他药物

有许多作用于中枢神经系统的降压药，其中一些是新药如咪唑受体拮抗剂、利美尼定和莫索尼定。另外，一些老药如利血平、甲基多巴和可乐定甲基多巴在妊娠性高血压治疗中的地位已经确立。

但是，作用于中枢的降压药通常地比其他的各类药物有着更严重的副作用。

对于低收入人群，如果因为考虑费用效益比而使用利血平，剂量应明显低于先前曾使用的剂量。

降压药与其他药物的相互作用

与感冒药的相互作用

如果仅在1～2天内同时用一般不会出现问题，但是由于降压药中含有可以与感冒药相互作用的成分，因此需要引起注意。例如，具有止咳作用的麻黄素可以减弱阻滞药的药效，令血压上升。并且，如果感冒药含有消炎、解热作用的阿司匹林、消炎痛、布洛芬等成分时，则可减弱β-阻滞剂与血管紧张素转换酶抑制剂的降压作用，从而导致血压上升。不过也无需太紧张，最好在需要连续服用感冒药或者高血压症状严重时咨询医生。

与胃药的相互作用

有些胃药可以影响降压药的降压效果。如果只是胃痉挛或者症状较轻的胃炎，只需服用几次胃药时，一般不会影响到降压药的药效。但是，如果是慢性胃炎（胃溃疡）而需要连续服用胃药时，应该事先告知医生。

与头痛药的相互作用

除了疾病能够引起头痛以外，睡眠不足、肩酸、眼睛疲劳、过度饮酒等也可以引起头痛。而且高血压患者服用钙拮抗药、血管扩张药后，也有人会感到头痛。因此，对于感觉头痛而需要服用治疗头痛药物的高血压患者来说，应在医生的指导下选择不会与降压药发生反应的头痛药。

特殊高血压患者选药的注意事项

降压药物种类的选择，由病程长短、病情轻重、心血管状态、有无并发症、用药的反应、用药副作用等情况来决定。不同高血压患者选择降压药物的种类应不同，主要有如下一些情况。

青年高血压患者

宜选用β-受体阻滞剂"洛尔"系列药，如美托洛尔、阿替洛尔、普萘洛尔等。

60岁以上的老年高血压患者

利尿剂和钙拮抗剂通常比β-受体阻滞剂更有效，应避免使用利舍平或作用于中枢神经的药物，以防发生抑郁症；为防直立性低血压的发生，应慎用哌唑嗪、胍乙啶等。

曾有中风或小中风病史的高血压患者

应避免使用能产生直立性低血压的药物，如哌唑嗪、胍乙啶等。

有抑郁症病史的高血压患者

应避免使用利血平或作用于中枢神经的药物如可乐定、甲基多巴等，以免诱发或加重抑郁症。宜选用血管紧张素转换酶抑制剂：利尿剂、血管扩张剂、钙拮抗剂及β-受体阻滞剂中的任何1～2种。

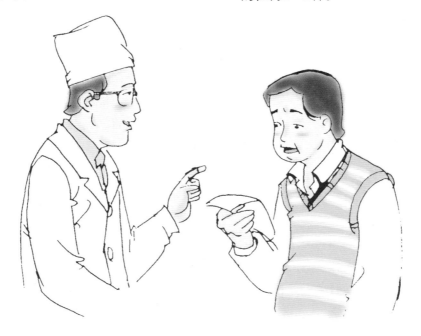

● 高血压患者选药应听从医生的建议。

合理饮食可有效减轻用药副作用

营养学家发现，服药期间合理饮食有利于机体对药物的吸收，增强疗效；反之，可影响药物的活性，降低疗效，甚至产生不良反应。目前市售的降压药物多则有上百种，归纳起来基本可以分为五类，利尿剂、β-受体阻滞剂、血管紧张素转换酶抑制剂、钙拮抗、血管紧张素II受体拮抗剂等。但西药降压药都有一定的副作用，会损害身体健康。为了健康，高血压患者在日常生活中应注意吃一些可以降低降压药副作用的食物。下面给出了具体的意见。

复方降压片、可乐、氢氯噻嗪

经常服用复方降压片、可乐、氢氯噻嗪等降压药物的高血压患者，体内的钾离子会随着尿液大量排出体外，引起电解质失去平衡，所以，在饮食方面应增加含钾量丰富的食物，蔬菜如土豆、冬瓜，还可以在饭后吃些水果，如苹果、梨等，这些蔬果含钾量都很高，可以有效预防钾元素的大量流失。

利血平、优降宁

服用利血平、优降宁等降压药物的患者应禁食扁豆、蘑菇、腌肉、腌鱼、腐乳、干酪、酸奶、香蕉、葡萄干、啤酒等含酪胺食物，以避免血压急剧上升，进而引发颅内出血等严重的高血压并发症。

利尿降压药

服用利尿降压药的高血压患者易出现电解质紊乱等状况，所以服药期间应该注意增加膳食中含钠、钾、镁丰富的食物。

除了以上几点外，高血压患者在日常生活中还需注意以下几点，以防降低降压药物的药效或者引发其他并发症。

◎茶叶容易和药物相结合沉淀，降低药物效果，所以服降压药的时候忌用茶水送服。

◎降压药易伤胃，因此配餐一定要注意食物要细软、易消化，应在服药之前进餐。

◎服药期间要尽量避免辛辣刺激、较硬较凉的食物。

◎血压的调节与情绪波动关系非常密切，大喜、大悲、大气都可引起血压大幅度的波动，患高血压患者应保持相对稳定的情绪。

◎人体在排便时腹压会升高，高血压患者平时应注意多食含有膳食纤维的蔬菜。

◎肥胖会心脏负担加重，血管外周阻力增加，这是导致高血压恶化的重要因素，高血压患者要注意控制体重。

更换降压药时要遵循的原则

有时候，在所服用的降压药效果不理想，或出现了比较严重的不良反应时，或者自认为有更好的选择时，高血压患者可能为了一时的方便就私自更换了原先服用的降压药，这对高血压患者来说是非常危险的。高血压患者在更换降压药时务必遵循以下几项原则。

更换药物应在医生指导下进行

降压药共分为6类，每一类药物均有其适应证和禁忌证，所以，高血压患者不能总想着使用最新药物，而应选择最适合自己病情的药物。而且更换降压药时，既要考虑降压效果的衔接，又要考虑预防心脑血管发生意外，切勿自作主张随意更换，否则可能会引起非常严重的后果。

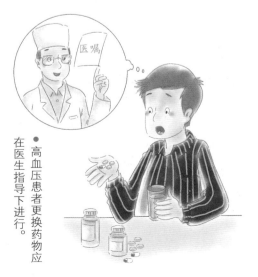

医嘱

● 高血压患者更换药物应在医生指导下进行。

平缓换药

使用利尿降压药欲更换成转换酶抑制剂时，需先停用利尿降压药3天，然后再使用换用药物，如停用利尿降压药后立即使用转换酶抑制剂，有可能发生严重的低血压反应。强效降压药换成其他药物时，前者减半量使用，加上换用药物观察7～10天，如无不良反应则停用原来药物，并观察血压反应调整改用药物，否则，降压效果衔接不上，可使病情加重，甚至出现意外危险。另外，急着换药，血压或许可以降得很快，但作为高血压患者要知道，血压并不是降得越快越好。专家指出，好的长效降压药物重在追求平稳降压。

不要过于频繁换药

专家认为，只要现在吃的降压药能把血压控制得比较平稳，也没出现不可耐受的药物不良反应，则没必要换降压药。如果突然出现降压效果不理想的情况，也不一定要换药，可以考虑加大剂量或联合用药。

血压高患者维持治疗用药绝对不能朝三暮四，完全没有必要常换药。不少人希望只服用一种药物就可达到良好效果，其实很多高血压患者需要联合用药才能将血压控制满意。有些降压药服用1周左右才有降压效果，还有些降压药物服用1个月以后才可获得最大的降压作用，有的患者对此不够了解，误以为这些药物的降压效应不佳而频繁更换药物，这是血压控制不满意的最常见原因之一。再者，如果前面服用的药物在血液中还没有代谢干净就服用其他药物，也很有可能使两种药物发生相互作用，或产生不良反应。需要强调的是，长期吃一种降压药是不会产生明显耐药性的，有时突然发现血压发生了变化，也不要过分担心，这可能是年龄的增长、季节的变化等因素引起的，如果觉得不放心，可以去医院接受检查。

当某种降压药能有效控制血压时，就应坚定不移地长期服用。只有当病情变化，原服药物不再有效，或由于副作用无法耐受时，才可遵医嘱更换降压药的品种。

降压药种类及其最佳用药时间

经过专门的调查研究，有关专家发现这样一个规律，轻、中度原发性高血压患者在每日凌晨1：00～2：00的血压值是全天最低点，在这之后血压会逐渐升高；造成6：00～8：00是血压值迎来的第一个波峰，8：00后血压值开始下降，中午12：00～13：00是第二个波谷，13：00后血压值开始上升；晚上18：00～20：00是血压值的第二个波峰，也是全天的最高点，20：00后血压值又会逐渐下降。高血压患者应掌握血压值变化的这个规律，平稳地控制血压。

短效药物服用法

短效降压药的药效一般可以维持5～8个小时，这就要求高血压患者必须一天服用3次，否则就不能有效地降低血压。短效降压药有这样的特点，一般维持作用时间不长，但见效很快。硝苯地平的见效时间一般有3～15分钟、卡托普利需要15～30分钟。

由于短效降压药具有的这种特点，让它们成为血压突然升高时的常用急救药。高血压患者需要注意的是，卡托普利口服吸收会受到食物的影响，其吸收率在空腹服时可达60%～75%，进食后服用仅有30%～40%，所以在餐前1个小时服用效果较好。硝苯地平、可乐定等口服药吸收效果良好，一般不会受到食物的影响，如果能空腹服用，或舌下含服见效更快，所以二者一般在血压明显升高时服用。拉贝洛尔可以同时阻断O受体和P受体，会引起体位性低血压及胃部不适等副作用，所以老年人及糖尿病患者宜在餐后服用。

中效药物服用法

现在高血压患者使用的中效降压

药一般有依那普利、非洛地平、美托洛尔、尼群地平等，它们在血液中维持的时间在10～12小时。

服用硝苯地平控释片后，能维持最有效的、最低的血液药物浓度一般在12小时左右，尼群地平可维持6～15个小时，依那普利的药效则可以达11个小时左右。这类药，1天可服用2次就可以了，空腹服用较饭后服用见效更快。

老年人、糖尿病患者以及自主神经调节功能不佳的人，为避免出现体位性低血压等不良反应，可以在饭后或者两餐之间服用中效降压药物。

中小降压药物应选择早晨及午后的2个小时服用，这样做可以有效降低日间活动后升高的血压。如果高血压患者夜间血压明显低于日间，则应该在医生的指导下根据动态血压值选取最佳的服药时间，避免夜间时血压降得过低。

长效药物服用法

有条件的患者应尽量选用长效降压药。在长效作用药物中，钙拮抗药（如络活喜）空腹或餐后服用疗效相当好。血管紧张素转换酶抑制剂中，喹那普利、培哚普利（雅施达）、西拉普利、贝那普利与食物同服时，会减少或减慢吸收，空腹服用疗效好；福辛普利（蒙诺）、苯那普利（洛汀新）、依那普利、赖诺骡普利空腹或餐后服用，降压效果不受影响。

24小时平稳降压

高血压患者一定要按照血压波动规律及降压药物在体内作用时间合理用药，第一次用药时间宜在早晨6：00起床后。如果服用的是中效药，在下午5：00～6：00后服用第二次；如果服用的是短效降压药，又只是白天血压才会升高的人应在中午12：00点和下午17：00～18：00时各加服1次，这样有规律地服用降压药才能平稳降压。

视身体情况选择服药时间

为了使清晨血压的血压值不会升得太高，防止出现心脑血管病变的发生，医师通常会建议高血压患者晨起即服长效作用药物。高血压患者是饭前还是饭后服用降压药的效果更好，就要看药物是否有明显的胃肠道反应，或摄取的食物是否影响药物的吸收程度和速度等。

除上述介绍的短、中、长效降压药之外，对胃有不良刺激作用的药需在进食后服用，这样可以减少空腹服用时产生的胃部不适症状，吲哒帕胺之类的药物就宜在早餐后服用。如果老年人在餐后会出现低血压反应，可在两餐间服降压药。

药效显著的20种常用中药

野菊花

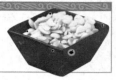

药材别名
山菊花、千层菊、黄菊花。

性味归经
性微寒，味苦、辛，归肺、肝经。

降压原理
野菊花中的活性成分野菊花乙醇有明显的降压作用，长时间服用野菊花，通过抗肾上腺素和扩张外周血管，抑制血管运动中枢，降低总外周阻力，进而使血压下降。

用法用量
每次10～15克，煎服。

选购原则
野菊花头状花序类球形，棕黄色，总苞片4~5层，以筒状花多数，以深黄色，气芳香，味苦者为上选。

药材小知识
◎ 肝阳上亢型高血压者：配伍天麻、钩藤、决明子。
◎ 高血压所导致头痛目赤者：配夏枯草、苦丁茶。

桃仁

药材别名
桃核仁、山桃仁。

性味归经
性平，味苦、甘，归心、肝、大肠经。

降压原理
桃仁具有润肠通便、活血祛淤的功效。桃仁中提取物可以改善血流阻滞和血行障碍状况，扩张脑血管及外周血管，降低血压。

用法用量
捣碎煎服，5～10克/日；有小毒，不可过量。

选购原则
桃仁以丰满、仁衣色泽黄白、仁肉白净新鲜者为上品。

药材小知识
◎ 桃仁中含45%的脂肪油可润滑肠道，利于排便。
◎ 水煎剂及提取物有镇痛、抗炎、抗菌、抗过敏作用。

大黄

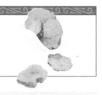

药材别名

苦大黄、药大黄、黄良、火参、生军、川军。

性味归经

性寒，味苦，归脾、胃、大肠、肝、心包经。

降压原理

大黄具有清热泻火、泻下攻积、祛淤通络的功效。大黄鞣质可抑制血管紧张素转换酶活性，减少血管紧张素的生成；大黄酸、大黄具有利尿作用，可以降低血压。

用法用量

煎汤，3～10克/日；研末，每次1～1.5克。

选购原则

宜选择外皮棕褐色、断面淡红棕色、气清香、味苦微涩、嚼起来黏牙、有沙粒感的。

药材小知识

◎清热泄毒可配芒硝。

◎行气泻下可配枳实。

◎泻火凉血可配肉桂。

◎凡表证未罢，血虚气弱，脾胃虚寒者均应慎服。

葛根

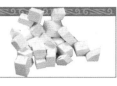

药材别名

葛署、粉葛、野葛、野葛藤、葛条、粉葛藤。

性味归经

性凉，味甘、辛，归脾、胃经。

降压原理

葛根具有发表解肌，升阳透疹，解热生津的功效。葛根总葛酮和葛根素可以降低血浆肾素活性和血管紧张素水平。

用法用量

每次10～20克，煎服或者入丸服。对高血压合并颈项强痛者，必用本品。

选购原则

质坚硬而重，纤维性弱，有的呈绵毛状，全粉性，以块大，质紧实，粉性足者为佳。

药材小知识

◎肝阳上亢型高血压者：配天麻、刺蒺藜。

◎淤血阻络型高血压者：配伍丹参、川芎。

◎高血压合并颈项强痛者：配伍白芍、威灵仙。

黄芩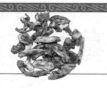

药材别名

山茶根、黄芩茶、土金茶根、黄花黄芩。

性味归经

性寒，味苦，归肺、胆、胃、大肠经。

降压原理

黄芩具有泻实火、除湿热的功效。现代研究证实，黄芩酊剂可直接扩张血管，或作用于血管感受器，使神经性高血压降至正常值。用于阳亢有热型高血压患者，一般多见头痛头胀、目赤面热等症状。

用法用量

每次3～10克。脾胃虚寒、少食、便溏者忌服。

选购原则

黄芩表面棕黄色或深黄色，有纵皱纹或不规则网纹及侧根痕，以条长，质坚实，色黄者为上品。

药材小知识

◎肝阳上亢型高血压者：配钩藤、苦丁茶。

◎高血压所致目赤目痛者：配夏枯草、菊花。

夏枯草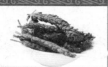

药材别名

铁色草、下枯草、血见愁。

性味归经

性寒，味苦、辛，归肝、胆经。

降压原理

夏枯草具有清肝泻火，解郁散结，消肿解毒的作用。夏枯草的茎、叶、穗及全草都可以降低血压，其中穗的作用较弱。夏枯草水浸出液，对人体有较显著的降压作用；夏枯草总皂苷腹腔注射可有效缓解、降低舒张压和收缩压。临床上夏枯草常用于治疗阳亢有热型的高血压患者。

用法用量

煎服，9～30克/日。煎汤，10～30克，如果用鲜品则可以用30～60克；或者是捣成汁服用。

选购原则

以穗大、色为棕色、摇之作响者为上选。

药材小知识

◎肝阳上亢型高血压者：配天麻、野菊花、石决明。

◎高血压所致目赤目痛者：配菊花、枸杞子。

珍珠粉

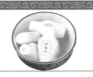

药材别名

珠牡、珠母。

性味归经

性寒，味甘、咸，归心、肝经。

降压原理

中医认为，高血压是由肝阳上亢所致，珍珠粉则有镇惊安神、养阴熄风、镇肝潜阳等功效，因此可以降低血压。西医认为珍珠粉可抑制大脑皮质的兴奋性，具有降压的作用。用珍珠粉胶囊治疗高血压，可缓解高血压各种症状，降压有效率可达65～90%。

用法用量

口服，0.1～0.3克/日。

选购原则

以粉末色泽洁白均匀、不含杂质，手感细腻柔滑、易吸附于肌肤上，似有淡淡腥味、无其他的异味者为上选。

药材小知识

◎珍珠粉服用并无定规，只要饭前或饭后服用，坚持定时、定量、持续的原则即可。

◎珍珠粉性寒，胃寒者宜饭后服用。

莲子心

药材别名

薏、苦薏、莲薏、莲心。

性味归经

性寒，味苦，归心、肾经。

降压原理

中医认为莲子心具有清心安神，交通心肾的功效。莲子心味道极苦，有着显著的强心作用，能扩张外周血管，降低血压。莲子心所含的甲基莲心碱能够作用于血管平滑肌，降低血管阻力、降低血压；莲心碱转化物季铵盐降压效果显著，而且作用时间比甲基莲心碱更长。

用法用量

煎服，1.5～3克/日。

选购原则

以黄白色，质脆，易折断，断面有多数小孔，无异味，嚼起来极苦者为佳。

药材小知识

◎莲子有养心安详的功效，经常食用，可以健脑，增强记忆力，提高工作效率，并能预防老年痴呆的发生。

◎莲子心还有很好地去心火的功效，可以治疗口舌生疮，并有助于睡眠。

三七

药材别名

田三七、参三七、山漆、田七、盘龙七。

性味归经

性温，味甘、微苦，归肝、胃经。

降压原理

三七具有活血祛淤，止血、散血、消肿定痛的功效。可以治疗咯血、吐血、便血等症状。三七还可扩张血管，减轻冠状动脉阻力，具有降压作用。其中，三七总皂苷和单体皂苷可降低主动脉压，舒张压下降幅度比收缩压大，其降压程度与剂量相关。

用法用量

煎服，3～10克/日。

选购原则

选购时以分量重、质地坚硬、表面光滑、断面呈现出灰绿色或黄绿色者为佳。

药材小知识

◎出血不止，而见咯血、吐血、衄血、二便下血者，可与花蕊石、血余炭配伍。

◎跌打损伤，青紫肿胀，疼痛不止者，可与赤芍、红花、枳壳配伍。

天麻

药材别名

赤箭、明天麻、定风草、赤箭根、白龙草。

性味归经

性平，味甘、辛，归肝经。

降压原理

天麻可减慢心率，增强心排血量，减少心肌耗氧量，促进心脑血流量，降低脑血管阻力，降低血压。天麻主要用于肝风内动型高血压患者，一般可见头痛眩晕、肢体麻木、偏瘫等症状。对于高血压，伴脑部并发症者，尤为适宜。

用法用量

入水煎汤，每次3～10克；或入丸、散，研末吞服，每次1～1.5克。

选购原则

切面半透明、光泽明亮者为佳。

药材小知识

◎**高血压所导致的头部痛者：**配白芍、川芎。

◎**高血压所致眩晕者：**配刺蒺藜、钩藤、葛根。

◎**高血压所致麻木、偏瘫者：**配苍草、丝瓜络。

吴茱萸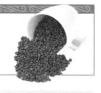

药材别名

曲药子、伏辣子、臭泡子。

性味归经

性热，味辛、苦，归肝、脾、胃、肾经。

降压原理

吴茱萸具有助阳散寒，止泻的功效。现代医学认为，吴茱萸可以扩张外周血管，降低血压。若用吴茱萸粉加醋调成糊状，敷于涌泉穴治疗轻度和中度高血压，有效率可达72.3%。

用法用量

煎服，1.5～4.5克/日。本品有小毒，不宜多服，久服。

选购原则

宜选择果实呈五角状扁球形，表面呈暗黄绿色至褐色，基部残留被有黄色茸毛的果梗，味辛辣而苦者。

药材小知识

◎脾胃虚寒，脘腹冷痛者，可与干姜、桂心、白术、人参配伍。

◎肝胃不和，呕吐吞酸偏寒者，可与干姜、半夏配伍。

◎肝郁化火，胁痛口苦，呕吐吞酸者，可与黄连配伍。

杜仲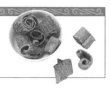

药材别名

北仲、玉丝皮、制杜仲。

性味归经

性温，味甘，归肝、肾经。

降压原理

杜仲具有补益肝肾，强壮筋骨，利尿、抗炎的功效。杜仲可以扩张血管、降低血压，减少胆固醇的吸收，以炒杜仲的煎剂最好。

用法用量

煎服，10～15克/日。

选购原则

以外表灰褐色、卷筒状、粗长、皮厚、有香气者为佳。

以皮厚而大，糙皮刮净，外面黄棕色，内面黑褐色而光，折断时白丝多者为佳。皮薄、断面丝少或皮厚带粗皮者质次。

药材小知识

◎肝肾不足者，可与补骨脂、胡桃仁等配伍。

◎因冲任不固所致的胎动不安者，可单用煮枣肉为丸服，或配伍续断、桑寄生、熟地黄等疗法，以增强补肾固胎作用。

钩藤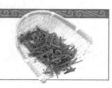

药材别名

钩藤钩子、嫩钩钩、金钩藤、挂钩藤。

性味归经

性凉，味甘，归肝、心包经。

降压原理

钩藤具有息风止痉，清热平肝的作用。钩藤及其醇提取物对于颈总动脉血流的加压反射具有明显的抑制作用，可扩张血管，钩藤总碱和钩藤碱降压效果明显。钩藤常用于高血压之偏于阳亢动风者，一般多见头痛、眩晕等症状。

用法用量

煎服，3～12克/日；入汤宜后下，不宜久煎，每次10～15克。

选购原则

应挑选质坚韧，断面黄棕色，皮部纤维性，髓部黄白色或中空，无臭，味淡的。

药材小知识

◎肝阳上亢型高血压者：配天麻、石决明。

◎肝肾阴虚型高血压者：配桑葚、制首乌、杜仲。

桑寄生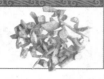

药材别名

寄生、桑上寄生、寓木、宛童、寄屑、寄生草、茑木。

性味归经

性平，味苦、甘，归肝、肾经。

降压原理

桑寄生具有补肝肾，强筋骨，祛风湿，安胎的功效。桑寄生新鲜叶的醇提取物经静脉注射后可降低血压，其茎和叶的浸剂同样有降压作用。经研究证实，桑寄生可以给予循环系统的内感受器以良性刺激，进而降低血压。桑寄生主要用于肝肾亏虚型高血压患者，一般多见头晕、腰酸、夜尿频多等症状。

用法用量

内服：煎汤，每次10～15克；或入丸、散；浸酒或捣汁。也可外用。

选购原则

以表面红褐色或赭红色、质坚脆、断面皮薄、赭褐色、木叶多者为上品。

药材小知识

肝肾亏虚型高血压者：配杜仲、山茱萸。

牡丹皮

药材别名

萝丹皮、木芍药、条丹皮、洛阳花。

性味归经

性微寒，味苦、甘，归心、肝、肾经。

降压原理

牡丹皮具有清热凉血，活血化淤的功效。牡丹皮降压效果显著，煎液后服用治疗效果更佳。牡丹皮中的有效物质可以扩张冠状动脉血管，有一定的降压作用，但作用出现较慢。一般情况下，高血压患者服用牡丹皮后3～5日，即可见效。

用法用量

煎服，6～12克/日。

选购原则

以条粗长、皮厚、粉性足、香气浓、结晶状物质多者为佳。

药材小知识

◎丹皮酚能明显抑制动脉粥样硬化斑块的形成。

◎牡丹中的丹皮酚能使增多的白细胞和小胶质细胞减少，减轻迟发性脑损害的严重程度，为缺血后脑组织的恢复提供了条件。

臭梧桐

药材别名

臭桐、臭芙蓉、地梧桐、八角梧桐、楸叶常山、矮桐子、楸茶叶、百日红、臭牡丹、臭桐柴。

性味归经

性凉，味辛、苦、甘，归肝经。

降压原理

臭梧桐具有祛风湿、降血压的功效。它的茎、叶煎剂降压作用缓慢而持久。臭梧桐的水浸剂和煎剂降压作用最强，可以让臭梧桐中的有效物质直接扩张血管，刺激血管内感受器以及血管运动中枢兴奋性，从而利于降低血压。

臭梧桐可用于各种类型的高血压，一般多见头痛、眩晕等症状。

用法用量

复方单味皆可，每次10～20克。

选购原则

以枝嫩叶肥、干燥、色绿、无杂质者为上品。

药材小知识

在应用臭梧桐治疗高血压时，以开花前的臭梧桐作用较强，并且配伍地龙，比单用降压疗效要好。

川芎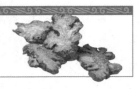

药材别名

大川芎、芎穷。

性味归经

性温，味辛，归肝、胆、心包经。

降压原理

川芎具有血行气、祛风止痛的功效。现代医学认为，川芎可以增加血管壁的通透性，增加淤积在血管壁中的有害物质的新陈代谢，进而降低血压。川芎主要适用于淤血阻滞型高血压患者，一般可见头部刺痛、肢体麻木等症状。对高血压所致的头痛症状，尤为适宜。

用法用量

3～10克。

选购原则

以质坚实、断面黄白色或灰黄色、气浓香、味苦辛者为上品。

药材小知识

◎淤血阻滞型高血压者：配用赤芍、地龙。

◎高血压所导致的头痛者：配用白芍、全蝎。

◎高血压并发冠心病者：配用丹参、降香。

莱菔子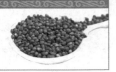

药材别名

萝卜子、萝白子。

性味归经

性平，味辛、甘，归脾、胃、肺经。

降压原理

莱菔子具有行气消胀，降气消散的功效。莱菔子能使体动脉压强度加大，具有显著的降压作用，其提取物采用持续微量静脉注射能够有效抑制急性缺氧导致的肺动脉高压，减少降低体动脉压的副作用，降压效果比较显著。

用法用量

煎服，6～10克/日。

选购原则

以粒大、饱满、坚实、色红棕、无杂质者为佳。

药材小知识

◎胃脘胀痛、嗳气吞酸、腹痛等症状，可与六曲、山楂配伍。

◎久咳痰喘等症，可与白芥子、苏子配伍。

◎炒莱菔子可治疗老年便秘。

◎莱菔子生用能涌吐痰涎。

◎莱菔子可治跌打损伤，淤血胀痛。

地龙

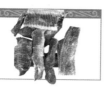

药材别名

蚓、坚蚕、丘、附蚓、寒蚓、蜿蟺、引无、曲蟮、土龙、地龙子。

性味归经

性寒，味咸，归肝、脾、膀胱经。

降压原理

地龙具有息风、清热、活络、平喘、利尿的功效。现代医学研究证明，静脉注射广地龙热水浸剂或乙醇浸出液有较好的降压作用。

用法用量

内服：煎汤，每次5～10克；研末入丸、散，每次1～2克；鲜品拌糖或盐化水服。外用：取适量，研末擦或调涂；鲜品捣烂或取汁涂敷。

选购原则

广地龙以背部棕褐色，腹部浅黄色，体轻，不易折断，气腥，味微咸者为上品；沪地龙以背部棕褐色至黄褐色，腹部浅黄棕色者为上品。

药材小知识

◎ **服用禁忌：**外脾胃虚寒者不宜服，孕妇禁服。

◎ **高血压所致眩晕者：**配用天麻、刺蒺藜。

鹿茸

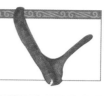

药材别名

花鹿茸、马鹿茸、斑龙珠。

性味归经

性温，味甘、咸，归肝、肾经。

降压原理

鹿茸具有补肾益精，调理冲任的功效。鹿茸中含有降压成分溶血磷脂酰胆碱。大剂量使用鹿茸可扩张外周血管，降低血液流通的阻力，从而降低血压。除此之外，鹿茸还能够增强机体抵抗病毒的能力，促进创伤愈合、病体康复，从而起到强壮身体、延年益寿的作用。

用法用量

研末吞服，每次1～2克。

选购原则

外皮平滑，呈红棕色或棕色，上部毛密柔顺，布有棕黄色或红黄色茸毛，横切面黄白色，有蜂窝状，细孔明显，气微腥，味咸的为上选。

药材小知识

◎ 炎夏季节忌食鹿茸。

◎ 阴虚阳亢，血分有热，胃火盛或肺有痰热，以及外感热病未愈者都不宜服用。

药效显著的12种中成药

天麻钩藤颗粒

主要成分

天麻、钩藤、黄芩、栀子、杜仲、茯苓、川牛膝、桑寄生、何首乌、益母草。

剂型规格

颗粒剂，盒装，每盒120克，每袋5克。

降压原理

钩藤、黄芩、杜仲、桑寄生等药材均含有降压成分，天麻、钩藤均是平肝潜阳之品，而杜仲、桑寄生可补肝益肾，栀子、黄芩可清火去热，茯苓可利水渗湿，益母草可活血，各味药物搭配，可起到平肝息风、清热降压的功效。

保健功效

具有平肝潜阳、清热泻火、补益肝肾的作用。主要适用于肝阳上亢、肝肾阴虚型高血压患者的治疗。

用法用量

口服，每日3次，每次5克。

安宫降压丸

主要成分

郁金、黄连、栀子、黄芩、天麻、珍珠母、黄芪、白芍、牛黄、麦冬、五味子。

剂型规格

丸剂，3克/丸。

降压原理

本品具有明显的降血压效果，并可改善多种高血压症状。这是因为本方集天麻、珍珠母等平肝息风、镇静安神之效与牛黄、郁金等清心解郁之效为一体，并配以白芍、麦冬等滋阴补气药物以及黄芩、栀子等清热解毒药物，诸药联合，一起对抗高血压，效果特别显著。

保健功效

具有平肝息风、清热解毒、镇静降压的作用。主要用于肝阳上亢引起的高血压。

用法用量

口服，每日2次，每次1～2丸。

牛黄降压丸

主要成分

牛黄、羚羊角、水牛角、黄芩、黄芪、党参。

剂型规格

丸剂，小蜜丸0.065克/粒，大蜜丸1.6克/丸。

降压原理

牛黄含有胆酸钙等物质，具有降压效果，与黄芩配伍可用于高血压实证治疗。本方搭配羚羊角、水牛角等清热药物以及党参等补气药物，因而具有清热镇静、降低血压之功效。

保健功效

具用清心化痰、息风镇惊、镇静降压的作用，主要用于治疗高血压。

用法用量

小蜜丸，口服，每日2次，每次20～40粒；大蜜丸，口服，每日1次，每次1～2丸。

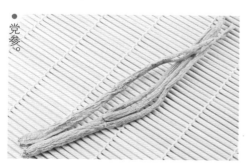

党参。

降压袋泡茶

主要成分

夏枯草、决明子、黄芩、钩藤、茶叶。

剂型规格

袋泡剂，4.4克/袋。

降压原理

夏枯草、钩藤、茶叶均含有降压成分，这是本品降压的依据，而且其中还集合了具有平肝息风功效的钩藤和具清热泻火作用的决明子、夏枯草、黄芩等药物，使本品清热息风、平肝降压的作用更佳。

保健功效

具有清热泻火、平肝明目、降压的作用。适用于高血压属肝火亢盛所致的头痛、眩晕、目胀牙痛等症的治疗。

用法用量

泡服，每日3次，每次1袋。忌烟、酒及辛辣食物；孕妇慎用。

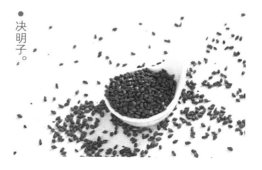

决明子。

杜仲平压片

主要成分

杜仲叶。

剂型规格

片剂，每一片中含杜仲叶干浸膏0.3克。

降压原理

本品是以杜仲叶加工制成的降压药物，杜仲叶功效类似于杜仲，其水煎剂、提取液以及从中提取的多种成分，如糖类、桃叶珊瑚苷、生物碱等成分均有降压功效。本品降压幅度不大，若是血压过高，需配合其他药物使用。

保健功效

具有补益肝肾、降低血压、强筋健骨的功效。可用于治疗高血压、头晕目眩、腰膝酸痛等症。

用法用量

口服，每日2～3次，每次2片。

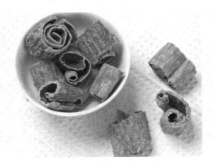

杜仲。

珍菊降压片

主要成分

野菊花膏粉、珍珠层粉、盐酸可乐定、氢氯噻嗪、芦丁。

剂型规格

片剂，0.26克/片。

降压原理

本品降压效果稳定，对于各型高血压均有疗效，尤其适合肝阳上亢型高血压患者。其成分中的珍珠层粉可平肝潜阳，搭配具清肝泻火作用的槐米，再配以中枢神经抑制剂可乐定和利尿降压成分的氢氯噻嗪，使本药具有清热去火、降低血压的功效。

保健功效

具有镇静安神、清热降压的作用，对各型及各期高血压均有很好的疗效。

用法用量

口服，每日3次，每次1片。

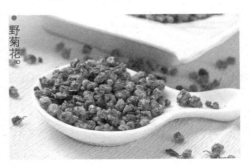

野菊花。

镇心降压片

主要成分

梧桐叶、珍珠、山楂、僵蚕。

剂型规格

片剂，0.3克/片。

降压原理

镇心降压片适用于肝阳上亢等型的高血压患者服用，方中的梧桐叶、山楂、珍珠均是降压良药。

其中梧桐叶可祛风通络，山楂可活血化淤，珍珠可清肝定心，僵蚕可清热息风，各味药物合用可平肝潜阳、息风降压。

保健功效

具有平肝潜阳、清热息风、活血降压的功效，对高血压、动脉硬化等症具有很好的疗效。

用法用量

口服，每日3次，每次5片。

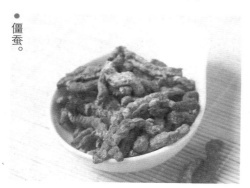

● 僵蚕。

松龄血脉康胶囊

主要成分

松针、珍珠粉、葛根。

剂型规格

胶囊剂，0.5克/粒，每瓶60粒。

降压原理

珍珠粉可通过抑制大脑皮质的兴奋性发挥降压作用，葛根则具有扩张血管的作用。中医认为，方中的松针可活血祛风，明目定眩；珍珠粉可平肝潜阳；葛根可升阳解痉。三药配伍，具有平肝潜阳、镇静安神、活血降压之功效。

保健功效

平肝潜阳，镇心安神，活血降压，可用于高血压患者伴有肝阳上亢症状者，有很好的疗效。

用法用量

口服，每日3次，每次3粒。

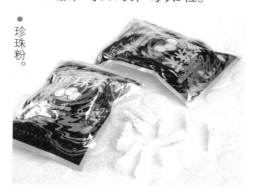

● 珍珠粉。

钩藤总碱片

主要成分

钩藤总碱。

剂型规格

片剂，每片含钩藤总碱0.1克。

降压原理

高血压伴发高脂血症患者可考虑选用本品，因为钩藤总碱片是由钩藤经加工提取的钩藤总碱制成的，具有平肝息风、镇静安神之效。而且钩藤、钩藤总碱以及钩藤碱均有降压作用，还可抑制血小板聚集，因此，本品具有很好的降血脂、抗血栓的作用。

保健功效

具有平肝息风、补心安神、清热降压的功效，适用于各期高血压。

用法用量

口服，每日3次，每次1～2片。

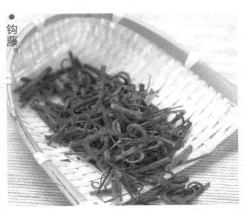

钩藤。

愈风宁心片

主要成分

葛根总黄酮。

剂型规格

片剂，为糖衣片或薄膜衣片，每片含葛根总黄酮60毫克。

降压原理

本品为葛根加工制成品，其有效成分主要为葛根总黄酮，另外葛根还含有具有扩张血管功效的黄豆苷、黄豆苷元以及葛根素，葛根素还具有β-受体阻滞作用，因而是一味降压良药。对于高血压及冠心病等症均有疗效。

保健功效

具有益脾升阳、除烦清心、生津止渴以及降压作用。可用于治疗高血压以及冠心病等症。

用法用量

口服，每日3次，每次5片。若效果不佳，可配合其他药物治疗。

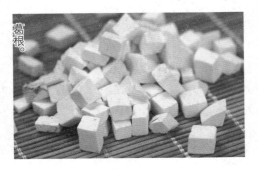

葛根。

山楂降压丸

主要成分

山楂、夏枯草、菊花、决明子、泽泻、小蓟。

剂型规格

丸剂，7克/丸。

降压原理

山楂、夏枯草、菊花等药物均含有降压成分，同时山楂还具有活血祛淤的作用，再配以具清肝泻火作用的夏枯草、菊花、决明子，以及可利水消肿的泽泻、小蓟，使本品合各味药物之力，可健脾祛痰、平肝泄热、降低血压。

保健功效

具有健脾祛痰、降压、降胆固醇、平肝泄热的作用。主要用于高血压、头痛眩晕、耳鸣目胀等症的治疗。

用法用量

每日2次，每次1～2丸。

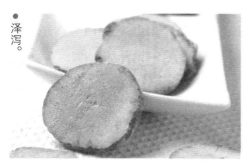

泽泻。

复方罗布麻片

主要成分

罗布麻叶、生山楂、野菊花。

剂型规格

片剂，0.1克/片。

降压原理

本品适合各型、各期高血压患者服用。其中的罗布麻可清肝利水，生山楂可活血降脂，野菊花可清肝泻火，三味合用具有清热利肝、活血降压之效。能够有效降低血压，并能减缓心悸心烦、头晕头痛、失眠健忘等不适症状。

保健功效

具有清热利肝、活血降压的功效。除可用于治疗高血压等症外，还可缓解因神经衰弱引起的头晕、心悸症状。

用法用量

口服，每日3次，每次1～2片。

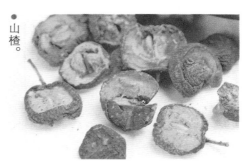

山楂。

药效显著的15种经典复方

决明降压汤

配方

生决明、菊花、双钩藤、生牛膝、夏枯草、桑寄生各10克，川芎、丹参各6克。

主治功效

决明降压汤由平肝潜阳、滋补肝肾、健脾化湿的中药组成，方中生决明能平肝潜阳，清肝明目；菊花、钩藤能清热平肝；夏枯草能清泻肝火；川芎、丹参能活血行气化淤；桑寄生、生牛膝有滋补肝肾、强壮筋骨的作用，又能引血下行。

主治病症

适用于高血压所致的头晕头痛，小便短少，肢体水肿，麻木等症状。

用法用量

每日1剂，水煎，分2次服，14日为1个疗程。肝阳上亢型加龙胆草6克，炒栀子10克；痰浊上蒙型加天竺黄、半夏各10克，白术6克；肝肾阴虚型加山茱萸12克，牡丹皮10克。

平肝利水汤

配方

代赭石、生石决明、丹参、茯苓、白茅根、猪苓各30克，地龙、桑寄生、杜仲、大腹皮以及车前草各15克。

主治功效

潜阳利水，化淤益肾。

主治病症

平肝利水汤可扩张肾血管，消除蛋白尿，降低血压、减轻水肿。多用于治疗肾性高血压，对眩晕头痛、血压升高，水肿不消诸症都有非常不错的疗效。

用法用量

上药水煎服，每日1剂，分2次服。一般要连服20日左右。待症状缓解后，可改为散剂，每日3次，每次6克冲服，连续服用1个月。以水肿为主者宜加防己、木通、泽泻；以高血压为主者宜加海藻、菊花、生地黄、夏枯草。

平肝活血汤

配方

生地黄18克，川芎、白术各25克，赤芍、石决明、三棱、莪术、枳实、枳壳各15克，草决明、莱菔子各20克，钩藤13克，丹参30克，磁石45克，甘草6克。

主治功效

石决明、草决明、钩藤既平肝活血，又可疏风清热，再辅具有活血化淤、疏通经络作用的丹参、川芎、三棱、莪术，再佐以可健脾理气，通调中焦气机的莱菔子、白术，使此汤具有很好的降压效果。

主治病症

适用于肝火上升，气血淤滞引起的失眠、心慌、头晕、头痛等病症。

用法用量

水煎服，早晚各1次，10剂为1个疗程。服药期间应定期测血压，避免情绪刺激，暴饮暴食。对心慌、气短者加用党参15克，黄芪60克；肢冷畏寒者加用桂枝20克，升麻12克；潮热盗汗者加用麦冬15克，玄参20克；失眠多梦者加用酸枣仁25克，合欢皮20克；腰膝酸软者加用续断以及牛膝各18克。

钩藤泽泻汤

配方

钩藤、白芍、何首乌、桑寄生各15克，泽泻、生石决明、牡蛎、谷精草各30克，天麻10克，益母草20克。

主治功效

方中钩藤为主药，辅以可平肝潜阳、镇静安神的天麻、石决明、牡蛎，再加上具有养血敛阴、平抑肝阳作用的白芍，以上药物经药理学研究表明均有降血压的作用，为降压镇静常用药物。

主治病症

可以用于头晕、耳鸣、四肢麻木等症的辅助治疗，对由肝阳上亢、肝肾阴虚型所引起的高血压病症疗效较为显著。

用法用量

水煎服，每日1剂，早晚各1次。兼见耳鸣目糊、腰膝酸软者为肝肾不足，加女贞子、墨旱莲、生地黄、枸杞子等；兼见胸闷痰多、肢体麻木者为痰湿壅盛，加白术、茯苓、半夏等；兼见口苦烦怒、面色潮红者为肝火过盛，加黄芩、栀子或龙胆草等；若血压升高，有出血倾向者，加槐花、蚕沙、黄芩等。

大柴胡汤

配方

柴胡、生姜各15克，黄芩、芍药、半夏、枳实各9克，红枣4枚，大黄6克。

主治功效

平肝益气，降低血压。

主治病症

胸胁苦满，呕吐不止，郁郁微烦，心下痞硬，或心下满痛，大便不解或协热下利，舌苔黄，脉弦数有力。大黄主要用来通便，应该视排便情况，加减用量。柴胡具有解热镇痛、强化肝脏的功用，常常头痛、肩痛的人服用此剂也能缓解症状。体力充沛、体型肥胖、患有便秘，另有腹部胀满，属于"肝阳上亢"型的患者适合使用。

用法用量

水煎2次，去渣，再煎，分成2次温服。

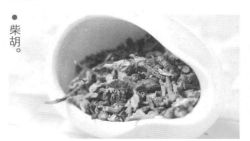

● 柴胡。

益寿降压饮

配方

夏枯草、石决明、柏子仁、葛根各20克，野菊花、杜仲、枸杞子、丹参、何首乌、山楂各15克，牛膝、天麻、泽泻各10克。

主治功效

平肝息风，清热活血，滋阴潜阳，消积化浊。

主治病症

益寿降压饮以标本同治为治则，以平肝息风、清热活血、滋阴潜阳为治法。方中以夏枯草、野菊花清肝；天麻、石决明平肝；何首乌、杜仲、枸杞子、柏子仁滋肝；佐以丹参、葛根、牛膝活血；山楂、泽泻消积化浊，共达刚柔相济，调整阴阳气血平衡之功效，所以可取得较好的疗效。

用法用量

每日1剂，水煎100毫升，早晚各服50毫升。3周为1个疗程。

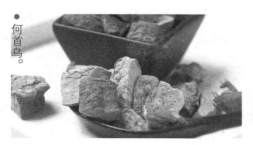

● 何首乌。

半夏白术天麻汤

配方

半夏4.5克，陈皮、天麻、白术、干姜各3克，白茯苓、苍术、黄耆、人参各1.5克。

主治功效

化痰息风，健脾祛湿。半夏燥湿化痰；陈皮利气和胃；白术健脾元以燥湿；干姜温中气；天麻平肝熄风；白茯苓渗脾湿；苍术燥痰湿以强脾；黄耆补气固中；人参扶元补气。使气健脾强，则自能为胃行其津液，而痰厥自平。

主治病症

脾胃气虚、痰涎内停、虚风上搅，以致头旋眼黑、恶心烦闷、气促上喘、心神不安、痰厥头痛、咳痰稠粘、头眩烦闷、恶心吐逆、身重肢冷、不得安卧、舌苔白腻、脉弦滑。

用法用量

加生姜1片，大枣2枚，水煎服。

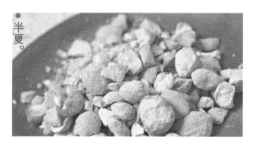

●半夏。

镇肝熄风汤

配方

牛膝30克，生代赭石30克（打碎先煎），生龙骨、生牡蛎、生龟甲各15克（均打碎先煎），白芍、玄参、钩藤、地龙、天冬各15克，川楝子、生麦芽、茵陈各10克，生甘草5克。

主治功效

平肝潜阳，熄风降压。

主治病症

头目眩晕、目胀耳鸣、脑部热痛、心中烦热、面色如醉，或时常噫气，或肢体渐觉不利、口角渐形歪斜；甚或眩晕颠仆，昏不知人，移时始醒；或醒后不能复原，脉弦长有力者。高血压、血管性头痛等，属肝肾阴亏、肝阳上亢者，均可加减应用。

用法用量

每日1剂，分2次服。本方多用于治疗高血压引起的头晕目眩，面色如醉，两脚无根，欲作中风之症。即使血压不高，而出现肝肾不足、肝风内动引致前述主治诸症者，也可以使用。若心中热甚者，加生石膏以清热；痰多者，加胆星以清热化痰；尺脉重按虚者，加熟地、山萸肉以补益肝肾。

活血熄风汤

配方

天麻、地龙、川芎各10克，红花6克，丹参、葛根各3克，钩藤20克，牛膝15克，石决明、生牡蛎（均先煎）各30克。

主治功效

平肝潜阳，活血降压。

主治病症

高血压多伴动脉粥样硬化症状，导致管腔变窄，血液黏度增高，导致血管内血流不畅，出现气滞血淤、气血上逆。气滞则血滞，气行则血行。因此，在治疗上应配以行气活血药物。方中丹参、川芎、红花、葛根具有行气活血，祛淤通脉之功，现代药理学研究表明，本方4味药都具有扩张周围血管、降低血压的作用。

用法用量

肝火旺盛者加黄芩、夏枯草各10克；阴虚阳亢者加生地黄、枸杞子各15克，菊花10克；阳气虚弱者加党参15克，附子6克，淫羊藿10克；痰浊壅盛者加陈皮6克，胆南星10克；耳鸣者加磁石30克。每日1剂，水煎2次，取汁400毫升，分2次服。3周为1个疗程。

天麻钩藤饮

配方

天麻、栀子、黄芩、杜仲、益母草、桑寄生、夜交藤、朱茯神各9克，川牛膝、钩藤各12克，石决明18克。

主治功效

肝经有热、肝阳偏亢引起的头痛头胀、耳鸣目眩、少寐多梦，或半身不遂、口眼歪斜、舌红、脉弦数。复方中的钩藤不但具有镇痛、镇静的作用，也有消解血管壁紧张、扩张末梢血管的效果，从而消除头痛、头昏等症状。

主治病症

能改善耳鸣失眠、健忘心悸、头疼、肩痛等神经性症状，适合阴虚阳亢型的患者使用。

用法用量

以上各药，水煎服。

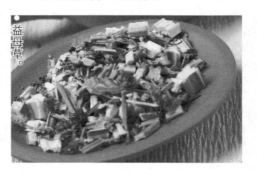
益母草。

石决牡蛎汤

配方

石决明、生牡蛎各30克，莲子心、莲须各10克，白芍、牛膝、钩藤、龙胆草各15克。

主治功效

滋阴潜阳，降低血压。

主治病症

高血压患者除眩晕、头痛外，多有心烦少寐、面红潮热、目眩耳鸣、口干舌红苔黄、脉弦等肝阳上亢表现。石决牡蛎汤以具有平肝潜阳作用的石决明、生牡蛎为君药、柔肝熄风作用的白芍、钩藤为臣药；佐以养阴清热的莲子心、莲须，滋肾、引血下行的牛膝，清泻肝火的龙胆草。诸药配伍，共奏滋阴潜阳降压之效。

用法用量

水煎2次，去掉渣，再煎，分2次温服。

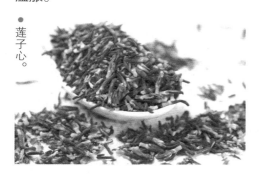

● 莲子心。

泽泻汤

配方

泽泻20克，车前子30克（包煎），钩藤10克，益母草、夏枯草、牡丹皮、桑寄生、草决明各15克。

主治功效

方中泽泻、车前子有渗湿利尿作用，为主药；益母草、桑寄生助其利尿祛湿，又能滋补肝肾，活血化淤通络；钩藤、夏枯草、牡丹皮能清肝火，熄风定眩；草决明可清肝润肠，使湿热从大便而泻。诸药合用共奏利尿渗湿，平肝息风之功效。

主治病症

适用于湿痰郁久化火与肝阳风动、阴虚、血淤而致的高血压。

用法用量

每日1剂，水煎，分2次温服。9剂为1个疗程，服药期间一定要停服一切西药。

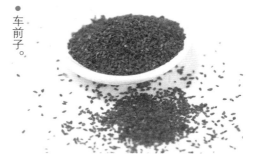

● 车前子。

花生壳汤

配方

花生壳15~30克。

主治功效

降低血压。

主治病症

高血压和降低血清胆固醇，对冠心病、动脉硬化等也有良好效果。

用法用量

将花生壳洗净，与清水同放锅内煮沸，待凉后当茶饮用，连饮5~7日。

黄连解毒降压汤

配方

黄连、泽泻各15克，黄芩、黄柏、栀子各6克，半边莲30克。

主治功效

清热解毒，泻火降压。

主治病症

现代药理学研究表明，上述各药均有不同的降压作用，其中黄柏、黄芩、泽泻还有降脂作用，或有不同的降糖、改善血流变作用。黄连的主要成分具有降压效果，是常用的降压

药，对于上火、脸色红润、失眠易怒的患者有不错的疗效。

用法用量

水煎服，每日1剂，分2次温服。

冰糖食醋饮

配方

冰糖250克，食醋250克。

主治功效

软化血管，降低血压。

主治病症

食醋中含有维生素C和尼克酸，能扩张血管，促进胆固醇的排泄，并增强血管的弹性和渗透能力，并使血胆固醇降低，对防治心脏病、高血压、高脂血症均有良好的作用。

用法用量

将冰糖、食醋放在砂锅里用小火加热溶解。每日3次，每次2大匙，饭后服用。

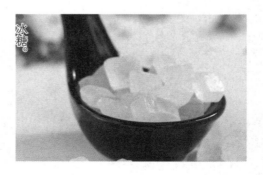

冰糖。

药效显著的16个酒疗方

地骨菊花酒

材料 地骨皮、甘菊花、生地黄各25克，米酒1000毫升。

做法 将地骨皮、甘菊花、生地黄一同捣碎，装入纱布袋中，扎紧口。将纱布袋放入酒坛中，冲入米酒，加盖密封。充分浸泡1周后，滤去药渣，即可开封饮用。

用法用量 每次饮用10~15毫升，一日3次。

降压功效 本方具有很好的滋阴补血、清热降压功效，尤其适宜伴有头晕、视物不清等症状的高血压患者。

白菊花降压酒

材料 白菊花50克，米酒1000毫升。

做法 将白菊花装入纱布袋中，扎紧口。将纱布袋放入酒坛中，冲入米酒，加盖密封。充分浸泡1周后，滤去药渣，即成。

用法用量 每次饮用25~30毫升，一日2次。

降压功效 本方具有清热解毒、平肝明目、降脂降压的功效，适宜伴有头晕、眼花等症的高血压患者。

川芎降压酒

材料 川芎15克，白糖10克，米酒500毫升。

做法 将川芎洗净，烘干，研成粗末，装入纱布袋中，扎紧口。将药袋和白糖一同放入干净的酒坛中，冲入米酒，加盖密封，浸泡1周，即成。

用法用量 每次饮用10毫升，一日1~2次。

降压功效 本方具有活血化淤、降脂降压、解郁止痛的功效，适用于高脂血症、心绞痛、偏头痛的辅助治疗。

竹叶清酒

材料 嫩竹叶30克，清酒500毫升。

做法 将嫩竹叶洗净、切碎，放入酒坛中，冲入清酒，加盖密封。充分浸泡15天后，滤去药渣，即成。注意，浸泡过程中，每日需振摇酒坛1次。

用法用量 每次饮用15~20毫升，一日2次。

降压功效 本方具有清热开窍、利水降压的功效，适用于原发性高血压症的辅助治疗，同时适合习惯性便秘患者日常饮用，有通便的功效。

蔓荆子降压酒

材料 蔓荆子50克，清酒1000毫升。

做法 将蔓荆子研成粗末，装入纱布袋，扎紧袋口。将纱布袋放入酒坛中，冲入清酒，加盖密封，充分浸泡1周后，滤去药渣，即可放心饮用。

用法用量 温饮。每次10～15毫升，一日3次。

降压功效 本方具有祛风散热、清脑利目、降压的功效，适宜高血压患者日常饮用，同时对于风热头痛、畏风目眩等有很好的治疗效果。

当归生地降压酒

材料 生地黄、麦冬各10克，当归、柏子仁、桂圆肉、白茯苓各12克，米酒1000毫升。

做法 将所有的药材一同捣碎，装入纱布袋中，扎紧袋口。将纱布袋放入酒坛中，冲入米酒，加盖密封。充分浸泡10天后，滤去药渣，即成。需注意，在药酒浸泡过程中，需每日振摇酒坛1次。

用法用量 每次饮用15～20毫升，一日2次。

降压功效 本方具有滋阴补血、养心安神、降脂降压的功效，非常适宜作为阴血亏虚、心神失养型高血压患者的日常饮品。

菊花白术药酒

材料 菊花、白术各30克，荆芥、地骨皮各25克，米酒1000毫升。

做法 将所有药材一同捣碎，装入干净的纱布袋中，扎紧口。将纱布袋放入酒坛中，冲入米酒，加盖密封。充分浸泡1周后，滤去药渣，即可放心饮用。

用法用量 每次饮用15～20毫升，一日2次。

降压功效 本方具有祛风燥湿、清热降压的功效，适宜具有头晕、头痛、目眩、肢体麻木、潮热等症状的高血压患者日常饮用，能够起到很好的辅助治疗效果。

川芎牛髓药酒

材料 川芎、白芷各9克，黄牛脑髓1具，清酒2000毫升。

做法 将黄牛脑髓洗净，与川芎、白芷、清酒一同放入锅中煮熟后，滤去药渣，即成。

用法用量 趁热饮用。每次15～20毫升。饮用后，宜卧床休息。

降压功效 本方具有止痛消肿、活血散瘀、祛风降压的功效，对高血压症有很好的辅助治疗作用，同时对头痛、牙齿疼痛与关节酸痛也有较好的疗效。

❀ 蒲黄黑豆酒

材料 蒲黄30克，黑豆100克，黄酒1000毫升。

做法 将蒲黄装入纱布袋中，扎紧袋口，并与黑豆一同放入酒坛中，冲入黄酒，加盖密封。充分浸泡1周后，滤去药渣，即成。

用法用量 每次饮用10～15毫升，一日2次。

降压功效 本方具有活血化淤、利水消肿、补益肝肾、降低血压的功效，不仅适宜高血压患者日常饮用，而且对水肿、脚气等病症也有很好的辅助治疗作用。

❀ 女贞子药酒

材料 女贞子50克，黄酒1000毫升。

做法 将女贞子捣碎，装入干净的纱布袋中，扎紧袋口。将纱布袋放入酒坛中，冲入黄酒，加盖密封。充分浸泡7～10天后，过滤药渣，即可放心饮用。

用法用量 每次饮用20毫升，一日3次。以空腹饮用为宜。

降压功效 本方具有滋阴益肾、疏肝明目、清热降压的功效，特别适宜具有腰膝酸软无力、头晕、目眩和耳鸣等症状的阴虚内热型高血压患者日常饮用。

❀ 枸杞生地降压酒

材料 生地黄30克，枸杞子、当归、白菊花各20克，米酒1000毫升。

做法 将处理干净的枸杞子、生地黄、当归、白菊花一同捣碎，装入纱布袋中，扎紧袋口。将纱布袋放入酒坛中，冲入米酒，然后加盖密封。充分浸泡1周之后，过滤药渣，即可放心饮用。

用法用量 每次饮用20毫升，早晚各服1次。

降压功效 本方具有清热祛风、滋养肝肾、降低血压的功效，适宜具有头痛、头晕、耳鸣等症状的肝肾亏虚型高血压患者饮用。

❀ 梅子降压酒

材料 七分熟青梅60克，冰糖30克，麦芽糖40克，米酒1000毫升。

做法 将青梅放入清水中洗净沥干。把冰糖和洗净的青梅放入消毒过的玻璃罐中，再倒入米酒，然后加盖密封4个月。前3个月每月打开盖子加一次冰糖，第4个月打开加入麦芽糖即可饮用。

用法用量 分次适量饮用。

降压功效 本方具有软化血管，清除体内垃圾，消除疲劳，预防及改善高血压、脑出血等功效。

草菇柠檬降压酒

材料 干冬菇25克，柠檬2枚，蜂蜜100克，米酒1000毫升。

做法 将干冬菇洗净，备用；将柠檬洗净，连皮切成薄片。将二者一同放入酒坛中，调入蜂蜜，冲入米酒，加盖密封。充分浸泡1个月后，即可饮用。注意，在药酒浸泡过程中，需每日振摇酒坛1次，并将酒坛置于阴凉干燥处。

用法用量 每次饮用10～15毫升，一日2次。

降压功效 本方具有滋阴润燥、降压降脂的功效，对于高血压、高脂血症、动脉粥样硬化及食欲缺乏症有很好的辅助治疗效果。

杜仲降压酒

材料 杜仲50克，黄酒1000毫升

做法 将处理干净的杜仲捣碎，装入纱布袋中，扎紧袋口。将纱布袋放置在酒坛中，冲入黄酒，加盖密封，充分浸泡1～2周之后，滤去药渣，即可饮用。

用法用量 每次饮用10～15毫升，一日2次。

降压功效 本方具有补肝益肾、降低血压的功效，适宜肝肾不足型高血压患者日常饮用。

人参降压酒

材料 人参15克，五味子、枸杞子各30克，米酒1000毫升。

做法 将人参切成薄片；五味子和枸杞子一同捣碎，并与人参片一同装入纱布袋中，扎紧袋口。然后将纱布袋放入酒坛中，冲入米酒，加盖密封。充分浸泡1周后，滤去药渣，即成。

用法用量 每次饮用10毫升，于睡前饮用1次。

降压功效 本方具有滋阴降压、益气固本的功效，可用于气血不足、肾阴不足型高血压患者的日常辅助治疗，效果十分显著。

茯苓菊花降压酒

材料 白茯苓、白菊花各50克，米酒1000毫升。

做法 将白菊花和白茯苓捣碎，一同装入纱布袋，扎紧口。将纱布袋放入酒坛中，冲入米酒，加盖密封。充分浸泡1周后，滤去药渣，即可饮用。

用法用量 每次饮用15～20毫升，一日3次。

降压功效 本方具有清热祛风、平肝明目、通利血脉、利水降压的功效，适宜伴有头痛、头晕、目赤肿痛和水肿等症状的高血压患者日常饮用，有很好的辅助治疗效果。

药效显著的31个药饮茶方

🏵 女贞旱莲蜂蜜饮

材料 女贞子、旱莲草各50克。

调料 蜂蜜3大匙。

做法 将女贞子、旱莲草洗净切碎，加水适量，用小火浓煎2次，每次30分钟，合并2次滤汁，用小火浓缩至200毫升，加入蜂蜜调匀即成。

降压功效 补益肝肾，滋阴降压。适宜于肝肾阴虚型高血压患者。

🏵 杏仁决明子饮

材料 杏仁、决明子各10克。

调料 无。

做法 以上两味中药要先用水煎，煎完以后再用开水冲泡饮用即可。

降压功效 降压、通便。适用于高血压、高脂血症、便秘等患者饮用。

🏵 山楂白糖茶

材料 鲜山楂10枚。

调料 白糖2大匙。

做法 鲜山楂捣碎后，倒入适量水，加白糖炖煮至山楂烂。

降压功效 健胃消食，活血降压。

🏵 萝卜饴糖饮

材料 白萝卜500克。

调料 饴糖200毫升。

做法 白萝卜用清水洗净后，连皮切成薄片，放入大碗中，加饴糖，搅拌均匀，浸渍一昼夜。取溶成的萝卜糖水饮用。

降压功效 萝卜蜜糖饮可以止咳化痰，和胃理气。小儿风热型咳嗽、慢性胃炎、高血压等患者饮用此饮都非常合适。

🏵 柿叶蜜茶

材料 干柿叶末10克（如用鲜品则需20克）。

调料 蜂蜜5克。

做法 先将干柿叶末放入干净的杯子中，然后用沸水冲泡，加盖焖10分钟左右。再将柿叶茶倒入另外一个杯子中，随后加入蜂蜜少许，搅拌均匀后即可饮服。

降压功效 平肝凉血，清火降压。适用于肝火上炎、肝阳上亢型高血压患者饮用。

龙胆菊槐茶

材料 龙胆草10克，菊花、槐花、绿茶各6克。

调料 无。

做法 将菊花、槐花、绿茶、龙胆草掺和均匀后放入砂壶，然后用开水冲泡，10分钟左右即可饮用。

降压功效 滋肝明目，养阴润燥。适用于高血压以及头痛目赤、耳鸣眩晕等症。

葫芦瓜冰糖水

材料 葫芦瓜500克。

调料 冰糖适量。

做法 葫芦瓜洗净，连皮切成块，按常法煲成汤，食用时再加入冰糖调味即可。

降压功效 清热利尿，安神醒脑。适用于高血压、口疮、尿路结石、烦热口渴患者饮用。

擂茶

材料 生米、生姜、生茶叶各适量。

调料 无。

做法 将上面三物用擂钵捣碎，用沸水冲泡。

降压功效 降脂，降压，暖胃，利尿。适用于高血压、高脂血症、慢性胃炎、水肿患者饮用。

龙茶散

材料 绿茶30克，龙胆草9克。

调料 无。

做法 将上两味材料共研细末，用温水冲泡即可。

降压功效 龙胆草其性寒味苦，入肝、胆、胃三经，具有清湿热、泻肝定惊、凉血降压的功效。临床主治湿热黄疸、湿疹、肝火旺盛所致高血压等症。此茶可清热泻火，平肝降压。适宜于肝火旺盛型高血压患者饮用。

虾皮黑芝麻饮

材料 黑芝麻15克，虾皮20克。

调料 无。

做法 将黑芝麻用微火炒熟，研碎，与虾皮同入砂锅中，加适量水，用中火煨煮5分钟即成。

降压功效 补益肝肾，滋阴降压。

山楂菊明茶

材料 生山楂片、决明子各15克，菊花10克。

调料 白糖适量。

做法 将3种材料水煎取汁，调入白糖。代茶饮用。每日1剂。

降压功效 疏风散热，平肝降压。适用于肝郁化火，风阳上扰型高血压患者饮用。

❀ 杏仁无花果饮

材料 杏仁10克，无花果5个。

调料 无。

做法 无花果洗净一切4块，与杏仁一起加水稍煮，沸后饮服，服完再以开水冲泡。

降压功效 降压，抗癌，降糖。适用于高血压、肿瘤、糖尿病患者饮用。

❀ 莲子核桃饮

材料 莲子100克，核桃仁、山楂各50克，甜杏仁15克。

调料 冰糖10克。

做法 核桃仁、甜杏仁用沸水浸泡，去皮；山楂切片；冰糖打成屑。将材料和调料一同入锅，加水适量，中火烧沸，用小火炖煮20分钟即成。

降压功效 补气血，降血压。适用于高血压患者饮用。

❀ 葫芦蜜汁饮

材料 新鲜葫芦适量。

调料 蜂蜜适量。

做法 葫芦绞汁，用蜂蜜调服。每日2次，每次50毫升。若煮水饮服则剂量加倍。

降压功效 补肾利尿降压。适用于肾精亏虚型高血压、耳鸣、眩晕、健忘失眠、腰膝酸软、午后身热者。

❀ 首乌茶

材料 生首乌20～30克。

调料 无。

做法 将生首乌放入煎锅内，加水煎煮30分钟后，待温凉后当茶饮用。每天一剂。

降压功效 降血脂，减少血栓形成。是高血压伴血脂增高者的理想饮品。脾虚腹泻者不宜。

❀ 啤酒花决明子饮

材料 啤酒花15克，决明子10克。

调料 无。

做法 以上两味用开水冲泡。

降压功效 降压，降脂，通便。适用于高血压伴习惯性便秘、高脂血症患者饮用。

❀ 八仙茶

材料 粳米、黄粟米、黄豆、红豆、绿豆、芥末各500克，净芝麻300克，净小茴香100克，净花椒50克，泡干姜30克，炒盐20克，麦面适量。

调料 无。

做法 将上物除麦面外共研细末，然后加麦面炒熟，凉凉后放入瓷罐中储存。

降压功效 补气养血，益精悦颜。非常适宜于气血不足型高血压患者在日常生活中饮用。

决明罗布麻茶

材料 决明子12克，罗布麻叶10克。

调料 无。

做法 以上两味用沸水浸泡。

降压功效 清热平肝，降血压。适用于高血压、头晕目眩、烦躁不安属肝阳上亢者饮用。

荠菜山楂茶

材料 新鲜荠菜200克，山楂30克。

调料 无。

做法 将山楂拣去杂质，洗净，切成片，盛入碗中，备用。将荠菜去杂，连根、茎以及花、果、叶洗净，切碎，放入砂锅中，加足量水，大火煮沸，加山楂片，改用小火煨煮20分钟即成。

降压功效 和脾化痰，行气散淤，降脂降压。适用于各型高血压，对伴有高脂血症患者尤为适宜。

鹌鹑蛋牛奶饮

材料 牛奶1杯，鹌鹑蛋5个。

调料 白糖少许。

做法 用大火将牛奶煮沸。再将鹌鹑蛋逐个打入，直至蛋熟。再放入白糖，拌匀即可。

降压功效 利水除湿，补益脾肾，降低血压。

桑菊薄荷饮

材料 桑叶10克，菊花5克，薄荷3克。

调料 无。

做法 桑叶晒干揉碎，同菊花、薄荷叶一同放入茶杯内，用沸水冲泡10分钟。把桑叶、菊花及薄荷叶适量一同放入搪瓷杯内，加水适量，煮沸后即可饮用。

降压功效 清热解毒，消炎利咽，利水降压。

鲜奶草莓饮

材料 鲜奶200克，草莓150克。

调料 白糖少许。

做法 把草莓洗净，榨汁滤渣。鲜奶用瓷杯盛装，放入白糖搅匀，再加入榨好的草莓汁调匀即成。

降压功效 健脾益气，安神宁心。适用于高血压、高脂血症患者饮用。

胖大海桑叶饮

材料 胖大海1个，冬桑叶10克。

调料 无。

做法 冬桑叶洗净切成丝状，盛入锅中，加水煮开，加入胖大海，泡发后即可。

降压功效 利咽止咳，降脂、降压、降糖。适用于高血压、高脂血症、糖尿病等患者饮用。

双耳甜茶

材料 黑木耳、银耳各15克。

调料 冰糖、蜂蜜各1大匙。

做法 将黑木耳、银耳分别用冷水泡发，去蒂后洗净，撕开放入大碗中，加入适量冰糖及清水，拌匀。上笼蒸30分钟，取出后稍凉，调入蜂蜜即成。

降压功效 滋阴润燥，活血降压。适用于各型高血压，对伴有动脉粥样硬化、眼底出血者尤为适宜。

核桃仁山楂茶

材料 核桃仁200克，山楂30克，红枣50克。

调料 红糖以及白糖各2小匙，蜂蜜2大匙。

做法 将核桃仁洗净后放入温开水中浸泡30分钟，连浸泡水一起放入家用榨汁机中，快速搅打成糊浆状，盛入碗中备用。将山楂、红枣洗净，放入砂锅中，加水煎煮3次，每次20分钟，合并3次煎汁，倒入另一个锅中，以中火煮混，调入红糖、白糖，拌匀，兑入核桃仁糊浆，搅匀。改小火煨煮至沸，离火后稍凉，调入蜂蜜即成。此茶中等黏稠，约合1200毫升。

降压功效 益气活血，利水降压。适用于各型高血压，对伴有冠心病、高脂血症者尤为适宜。

普洱茶

材料 普洱10克。

调料 无。

做法 取适量普洱置入杯中，注入沸水冲泡后，盖上杯盖静置约10秒钟，然后打开杯盖将水轻轻滤出。再次注入沸水，盖上杯盖，约20秒钟即可饮用。本茶可连饮数次。

降压功效 普洱茶具有降脂、减肥、降压、抗动脉粥样硬化的功效。长期饮用普洱茶能使不良胆固醇及甘油三酯减少，不但具有良好的减肥效果，还能使人的血管舒张、血压下降、心率减慢和脑部血流量减少等，所以对高血压和动脉粥样硬化患者具有良好的保健作用。

山楂生地茶

材料 山楂50克，鲜生地黄20克。

调料 白糖1大匙。

做法 将山楂、生地黄用水煎 2 次，取汁混匀，然后调入白糖。代茶饮用。每日1～2剂。

降压功效 养阴清热，凉血平肝，降低血压。适用于肝肾阴虚、肝阳上亢型高血压患者饮用。

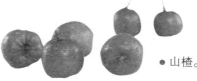

● 山楂。

花生秧降压茶

材料 花生秧、花生叶各30克。

调料 无。

做法 将上述两味一起放入锅内，加水适量煎取汁液。

降压功效 降低血压。适宜于高血压患者饮用。

荷叶茶

材料 鲜荷叶半张。

调料 无。

做法 用鲜荷叶半张洗净切碎，加适量的水，煮沸放凉后代茶饮用。

降压功效 具有扩张血管，清热解暑及降血压之效。适宜肥胖型高血压患者饮用。

莲子心车前子饮

材料 莲子心5克，车前子10克。

调料 无。

做法 车前子炒研，二味一起冲泡。

降压功效 清心安神，利尿降压。适用于高血压患者饮用。

荸荠海带饮

材料 鲜荸荠500克，海带50克。

调料 无。

做法 将荸荠去皮，海带洗净，切碎。将二者放入锅中，加适量水，煮开，冷却后服用。当饮料饮用。

降压功效 降血压。

● 茶疗法对高血压患者有较好的辅助疗效。

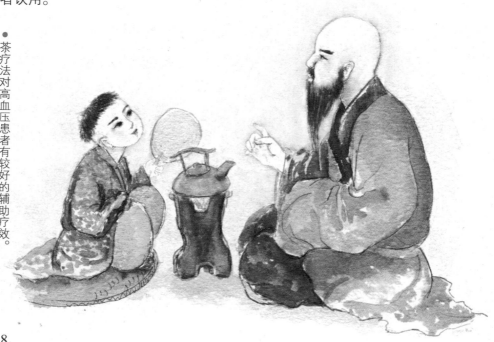

降压食物与西药的配伍禁忌

降压食物与西药的配伍禁忌	
食物名称	**配伍禁忌解析**
绿豆	◎服用四环素类药物时不宜食用。 ◎服甲氰咪胍、灭滴灵、红霉素时不宜食用。 ◎服用铁制剂时不宜食用。
西红柿	◎服用肝素、双香豆素等抗凝血药物时不宜食用，本品含有较丰富的维生素K，能抵消抗凝血药的治疗作用。 ◎服用新斯的明或加兰他敏时禁食用，西红柿碱能抗乙酰胆碱，使乙酰胆碱的作用减弱。
冬瓜	服用维生素K时不宜食用，食物中的维生素C能使维生素K分解破坏。本品含有较高量的维生素C，食用后可使维生素K的治疗作用降低。
白萝卜	◎服维生素K等止血药时不宜食用。白萝卜所含的维生素C对维生素K有破坏作用，可降低止血药物的作用。故服维生素K及其他止血药时不宜食用。 ◎不宜与维生素B_6同食。
胡萝卜	服双氢克尿噻时不宜食用。双氢克尿噻为中效利尿药，服药后可使尿中排钾明显增多，应食用含钾的食物，而胡萝卜中所含的"琥珀酸钾盐"的成分具有排钾作用，二者同用，可以导致低血钾症。表现为全身无力、烦躁不安、胃部不适等症状。

荠菜		服抗凝血药时不宜食用。荠菜虽含有较丰富的抗坏血酸，每百克约55毫克，但其止血作用明显，服抗凝血药时食用，则会影响药物的疗效。
茭白		◎服用磺胺类药物及碱性药物时不宜食用。 ◎服用磺胺类药物及碱性药物时，忌食酸性成分多的食物，本品含有较多的酸性成分，可影响药物的疗效或产生不良反应。
山楂		忌和四环素同食。
苹果		服磺胺类药物和碳酸氢钠时不宜食用。
桃		◎服用退热净、阿司匹林、布洛芬时不宜食用。 ◎服用糖皮质激素时不应食用，易诱发糖尿病。
西瓜		长期应用糖皮质激素病人不应食用。
茶叶		饮茶后不宜吃四环素类药物及奎宁。
香蕉		◎服用痢特灵、甲基苄肼、优降宁、苯乙肼时不宜食用。服用此类药物时忌食含酪胺的食物。本品含酪胺较多，食之可导致血压升高，甚至导致高血压危象、脑出血。 ◎服安体舒通、氨苯喋啶和补钾药时不宜食用，易引起高钾血症。 ◎服红霉素、甲氰咪胍、灭滴灵时不宜食用，影响药效。

柿子	服用铁剂药物时不宜食用。其所含的鞣酸成分可与铁剂结合，在胃肠道中可产生沉淀。
黑木耳 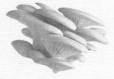	◎服用维生素药物时不宜食用。黑木耳中含有多种人体易于吸收的维生素，服用维生素时食用黑木耳可造成药物蓄积。此外，黑木耳中所含的某些化学成分对合成的维生素也有一定的破坏作用。 ◎服用四环素类药物及红霉素、灭滴灵、甲氰咪胍时不应同时食用。食物里所含的钙可和药物结合成一种牢固的络合物，使营养价值和灭菌作用均有不同程度地减弱；食物的钙镁离子还可和红霉素等药物结合，延缓或减少药物的吸收。
蘑菇 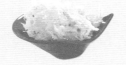	◎服用安体舒通、氨苯蝶啶及补钾药韧时不应食用，否则可使体内的血钾升高，出现胃肠道及心律失常的症状。 ◎服用四环素族及红霉素、灭滴灵、甲氰咪胍等药时不宜食用，此属含钙离子丰富的食品，药物可和钙离子结合生成不溶性的沉淀物，破坏食物的营养，降低药物的疗效。
银耳 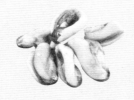	◎服用四环素类药物时不宜食用。银耳含钙较多，会影响四环素类药物的吸收而降低疗效。 ◎服用铁剂时不宜食用。本品含有较丰富的磷元素，能和铁剂结合形成不溶性沉淀物，既影响食物的营养价值，也会降低药物的疗效。
淡菜	◎服四环素族类药物及红霉素、灭滴灵、甲氰咪胍时不宜食用。食物里的钙可和四环素族药物及红霉素等药结合成沉淀物，影响药物的吸收，降低药物的疗效。 ◎服氨茶碱等茶碱类药物时不宜食用。服氨茶碱等茶碱类药物时，忌食含蛋白质高的食物，本品为高蛋白食物，食用后可降低药物的疗效。

海带 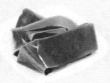	◎服用四环素类药物及红霉素、灭滴灵、甲氰咪胍时不应食用。海带中的钙能和四环素类药物结合成一种牢固的络合物，既破坏食物的营养，也降低药物的灭菌作用；本品中的钙离子还能延缓和减少上述药物的吸收。 ◎服用安体舒通及氨苯喋啶时不应食用。安体舒通及氨苯喋啶为潴钾排钠类利尿药，海带为含钾量高的食物，服用上述药物时食用，容易引起血钾升高，心律失常。
牡蛎 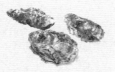	服用左旋多巴时不宜食用。高蛋白食物在肠内会产生大量阻碍左旋多巴吸收的氨基酸，使药效下降。
虾皮 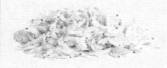	◎服用地高辛时不应食用虾皮，地高辛为强心甙药，服用时忌服钙制剂和含钙量高的食品。虾皮含钙量在各种动植物中最高，若食用过多则容易导致中毒，出现心律不齐，甚至是有心脏骤停的危险。 ◎服用铁制剂时不宜食用虾皮，食物中的钙、磷与铁剂结合会形成不溶性沉淀物，从而降低铁剂的吸收。虾皮含钙量在动植物中最高，含磷量在动植物中为第二位，故不宜服用。
带鱼	服异烟肼时不宜食用。

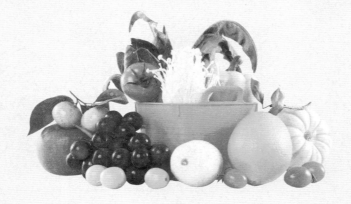

降压食物与中药的配伍禁忌

食物名称	配伍禁忌解析
绿豆	服温热药物时不宜食用。
葱、洋葱	忌常山、地黄。
萝卜	◎不宜与中药地黄、何首乌同时食用。 ◎不宜与人参同时食用。萝卜行气可降低人参的补益作用；萝卜的利尿作用，会加快人参有效成分的排泄。
芦笋	忌巴豆。
大蒜	◎一般不与补药同服。 ◎忌蜜、地黄、何首乌、牡丹皮。
桃	忌白术。
香蕉	可解丹石之毒。
茶叶	服用中药威灵仙、土茯苓时禁忌饮茶。
黑木耳	麦冬和黑木耳同食会引起胸闷。
牡蛎	恶麻黄、吴茱萸、辛夷。
鱼	◎鲶鱼、鳝鱼、黄花鱼忌荆芥。 ◎鲫鱼忌山药、厚朴、麦冬、甘草。 ◎鲤鱼不宜与天门冬、麦冬、紫苏、龙骨、朱砂同时食用。
花椒	忌防风、附子、款冬。
醋	忌丹参、茯苓；忌壁虎，可致死。
蜜	忌地黄、何首乌。
猪血	忌地黄。
牡丹皮	忌大蒜、生香菜。
山楂	忌海味、人参。

223

图书在版编目(CIP)数据

  吃对食物降血压/《生活彩书堂》编委会编著.—
北京：中国纺织出版社, 2010.10（2024.4重印）
  （生活彩书堂）
  ISBN 978-7-5064-6847-3

  Ⅰ.①吃… Ⅱ.①生… Ⅲ.①高血压-食物疗法-食谱
Ⅳ.①R247.1②TS972.161

  中国版本图书馆CIP数据核字(2010)第179236号

责任编辑：舒文慧   责任印制：王艳丽

中国纺织出版社出版发行
地址：北京市朝阳区百子湾东里A407号楼 邮政编码：100124
邮购电话：010-67004461 传真：010-87155801
http://www.c-textilep.com
E-mail:faxing@c-textilep.com
唐山富达印务有限公司印刷 各地新华书店经销
2010年10月第1版 2024年4月第2次印刷
开本：787×1092 1/16 印张：14
字数：200千字 定价：39.80元

凡购本书，如有缺页、倒页、脱页，由本社图书营销中心调换